犠牲になる少女たち

子宮頸がんワクチン接種被害の闇を追う

井上芳保──●著
INOUE Yoshiyasu

現代書館

犠牲になる少女たち＊目次

序　章　「子宮頸がんワクチン接種被害事件」とは何か
――あまりにひどいことが起きている

1　少女が認知症のような症状になっている

それまで健康そのものだった少女が、あるワクチンを打った後に苦しみ出し、高い熱にうなされました。その後もひどい頭痛が続き、不随意の痙攣に襲われます。睡眠中に陸に打ち上げられた魚のように身体が勝手にピクン、ピクンと動いてしまう人もいます。さらに光が眩しくてサングラスが必要になったり、目がよく見えなくなって視界が狭くなったり、食べ物の味がわからなくなったりも。歩くのも困難になり、簡単な計算もできなくなり、漢字が書けなくなり、家に帰る道がわからなくなったり……、ついには母親さえわからなくなってしまったケースも出ています。

あまりにもひどい話です。このような症状の少女たちと面会したある医師は「まるで認知症のような症状。脳内で何かたいへんなことが起きている」と語っています。

こんな信じられないような状態のことが、二〇一三年の春くらいから以降、日本全国でたくさん起きています。「痛くて苦しくて死にそう」という訴えが多々なされています。被害者は軽度の人も含めてこれまでにわかっているだけで三千人以上に上ります。

2　接種してから時間が経ってから症状が出るケースも

あるワクチンとは「子宮頸がんワクチン」に他なりません。しかしこの名称は実は正確ではありません。後で詳しく説明しますが、正確には「ヒトパピローマウィルス対応ワクチン（ＨＰＶワクチン）」と呼ぶべきものです。あたかも「これを打てば子宮頸がんが防げる」かのように思わせてしまう名称だったことも実は大きな問題です。

このワクチン、二〇一三年四月から二カ月の間は国が定めた「定期接種」として小学校六年生から高校一年生までの全ての女子生徒を対象に接種がなされています。接種後かなり時間が経ってから症状が出るケースもあります。

二〇一六年七月二十七日には、ＨＰＶワクチンを接種してから重篤な症状に見舞われている一五歳から二二歳の女性たち計六三人が、裁判という場で問題を訴え始めました。製薬会社二社を相手どった集団訴訟を東京、大阪、名古屋、福岡の四地裁で起こしたのです。製薬会社側は症状とワクチン接種との因果関係を一切認めていません。裁判は長期戦になると予想されています。二〇一六年は、問題が訴訟局面に変わり、接種を推進したい側と副反応被害を訴えて接種中止を求める側との攻防が激しさを増した年だったといえます。

本書は、ＨＰＶワクチン接種によって一連の副反応被害が起きている、国と製薬会社は早くそのことを認めて謝罪し被害者の補償をするべきであるとの立場に立っています。

3　接種の積極的呼びかけの中止は官僚が頑張った

日本ではHPVワクチンは、二〇一三年四月に定期接種になる前から使われていました。後で説明しますが、「中学入学お祝いワクチン」などとして自治体が費用を負担して積極的に任意接種を勧めていた時期もあったのです。五万円もする高いワクチンなので善意の助成でした。

日本ではこのワクチンは、グラクソ・スミスクライン（GSK）社製のサーバリックスが二〇〇九年十月に、メルク（MSD）社製のガーダシルが二〇一一年七月に承認されています。政治家の強力なバックアップを得ての異例の速さでの承認でした。

そして、二〇一三年四月に定期接種が開始。しかし、被接種者の一部に副反応が顕著に出たことに鑑みてわずか二カ月後の同年六月十四日に、厚生労働省は積極的な呼びかけを中止したのです。これは、矢島鉄也・健康局長（当時）の英断が最初にあって会議が開かれての決定だったそうです。責任ある立場にいる官僚としてすばらしい判断であったと思います。

後述する、薬剤師出身で生活の党（当時）所属のはたともこ参議院議員（当時）が、同年三月二十八日と五月二十日にこのワクチンの危険性と不要性に関して国会で厳しい質問を重ねた折に答弁に立っていたのが矢島さんでした。はたさんの質問に応ずる過程で感ずるところが多々あったのでしょう。「若い女性の子宮頸部の軽度異形成の九〇％は三年以内に自然治癒することが報告されている」などの重要な答弁をしています。彼はその後、厚生労働省をおやめになっています。

ただしこの折にワクチン接種を完全に禁じたわけではありません。事情をよく知らない人はまだ打っています。この中途半端な状態が現在まで続いているのです。それどころか、このワクチンの有効性を主張して接種呼びかけの再開を求める医師たちの団体の動きが強まっています。そしてこのワクチンの有効性に疑問を呈し、接種再開に反対する人たちへの攻撃も激しくなっています。何かおかしなことになっています。

4 他のワクチンと比べて被害者数は桁違いに多い

このワクチン、日本国内ですでに三三八万人に接種され、被害者はわかっているだけで三〇一七人(二〇一六年十二月時点、厚生労働省の副反応追跡調査結果)に上ります。被害の発生は日本だけではありません。このワクチン接種後の副反応は、アメリカはじめ各国で問題となっています。

たとえば、TBSの「NEWS23」は、デンマークの少女の様子を二〇一五年一月十二日に報じました。被害者の少女の生活の様子が映し出されていました。日本から被害者の症状をワクチンに含まれるアジュバント(免疫増強剤)の成分による脳障害が原因とする見解を打ち出している、日本線維筋痛症学会理事長の西岡久寿樹医師がデンマークを訪れ、被害者や現地の医師と会っている様子も写っています。

しかしながら、WHO(世界保健機関)のGACVS(ワクチンの安全性に関する諮問委員会)は、世界中で副反応被害が出ている事実を全く無視して「HPVワクチンが接種された国においてこれまでに懸案すべき事項は報告されていない」(二〇一三年六月)、「本ワクチン使用の推奨を変更しなければならないような、いかなる安全上の懸念も見出されていない」(二〇一五年十二月)とのコメントを重ねており、特に被害者運動が組織的になされている日本については「根拠薄弱なエビデンスに基づく政策決定は安全で有効なワクチン使用を控えることになり、(子宮頸がんの発生という)真の害をもたらしうる」とまで述べているのです。

ＷＨＯというと、大臣の国会答弁でも錦の御旗のようにその名を出す存在で、信頼できる機関と思われがちです。しかしながら、もはやＷＨＯは製薬会社にコントロールされていて、世界の人々の健康を真に守る機関ではなくなっているとみなす識者は実は少なくないのです。論拠もあります（第四章参照）。ちょっと驚くかもしれませんが。

ワクチンというものには必ずメリットとデメリットの双方があります。どんなワクチンでも一定数の割合で副反応被害者は出てしまうものなのですが、ＨＰＶワクチンの場合、重篤な副反応の発生率がケタ違いに高いのです。先述の参議院厚生労働委員会の二〇一三年三月二十八日のはたともこ議員の質疑資料によると、副反応の発生率はインフルエンザワクチンに比べてサーバリックスで五二倍、ガーダシルで二四倍となっています。

このワクチンの副反応には単に接種後に疼痛がしたというレベルにとどまらない深刻なものがあるのですが、残念ながらマスコミはその点を十分に報じていません。多くの人々は正確な情報に接することなく、事実関係についての認識も乏しいのです。

しかし、推進派の医師たちはこのワクチンがいいものだと相変わらず主張しています。日本産科婦人科学会、日本小児科学会など一七団体が接種の再開を求める要請を強く打ち出しています。右で述べてきたような事実があるのにどうしてそうなってしまうのかと不思議に思われるかもしれません。この問題にはさまざまな利害が絡んでいるのです。そうした背景があって、推進派と反対派の抗争は一段と激しさを増しています。

5　産婦人科医の多くは自分の娘にＨＰＶワクチンを打たせていない

ところで、仰天してしまうと言いますか、聞くと怒りを感じてしまう話があります。『月刊日本』誌二〇一七年一月号で紹介しているのですが、産婦人科医が自分の娘にこのＨＰＶワクチンを実際に接種させているか否かについて調べた調査があるのだそうです。

それはこんな調査です。

International Journal of Clinical Oncology 二〇一六年二月号にその結果が公表されています。

二〇一四年八月、大阪大学病院とその関連病院で研修を受けた産婦人科医師五七五人を対象とするアンケート調査が行われました。二六四人が回答し、そのうち、一二-二〇歳の娘がいた五六人に「娘にＨＰＶワクチンを接種したか」と確認したところ、二〇一三年六月の接種勧奨中止後に接種したケースはゼロでした。

その一方で、二六四人中一七二人、つまり六五・二％が「十代へのＨＰＶワクチン接種を勧める」と、また一六一人、つまり六一・〇％が「接種勧奨を再開すべきだ」と回答していたというのです。自分の娘には打たせないのにタテマエではこんなことを言っている。全くもってひどい話ですね。

6　筆者が最初に事件を知ったきっかけ

もはやこれは一つの事件として扱うべきものでしょう。明らかに薬害だと思います。以下では「子宮頸がんワクチン接種被害事件」と呼ぶことにします。

本書ではいくつかの視点からこの事件に迫ってみたいと思います。被害者の実態を知ってもらうことが何よりもまず必要ですが、問題の深層に何があるのかというところまで掘り下げを進めてみたいと思っています。

ところで、私がこの問題を初めて知ったのは、初の被害者が杉並区で出たことを東京新聞が報じた二〇一三年三月のことです。「みかりんのささやき」というブログに登場する松藤美香さん（被害者連絡会代表）の娘さんがその被害者でした。

二〇一三年四月に定期接種が始まったのに、わずか二カ月でそれが中断になったのも非常におかしいと思いました。医療の過剰という問題をテーマに著書『つくられる病』（ちくま新書）を当時まとめていたのですが、その時点でわかった、このワクチン接種の問題点にできる範囲で触れました。そしてその章の扉に不随意に痙攣する被害者の足の写真を使わせてもらおうと版元の編集者が被害者連絡会に問い合わせたのが二〇一四年の六月頃、『つくられる病』が刊行になったのが同年九月。そして北海道の被害者の方とお会いできたのが同年十一月です。ちょうどその頃、地元の市議の桜井忠さんが尽力されて、苫小牧市内でお二人の被害者の母親の講演会が開催されたのが十一月二十三日でした。

首都圏の被害者の方々やさまざまな立場からこの事件に取り組んでいる方々と次々とお会いするようになったのはそれから後です。私は二〇〇七年頃から過剰医療という問題を調べていたのですが、その時に出会った、学会（学界）の縛りから自由に本当のことを遠慮なく言っている医師の方々からは、今回の事件についても医学の専門家としての立場から貴重なコメントをいただきました。驚くようなことが現実に起きていると知りました。

私は医学について素人ですが、そのような医師たちから聞いて知って驚いたさまざまなことについても本書でできるだけわかりやすく説明したいと思います。また医療という事象が置かれている社会的な背景も併せて説明します。二〇一五年度と一六年度に私は、日本女子体育大学で講義をする機会がありましたが、その折にもこのワクチン被害のことに触れました。実態を調べるアンケートを行うこともできましたし、学生たちのレポートも得ました。それらについても紹介します。

7　これまでに出ている文献の紹介

ところで、この事件について取り上げた本がすでに何点か出版されています。それらを本書では大いに参考にさせていただいています。発行順に簡単に紹介しておきます。

①　二〇一〇年十一月に『必要ですか？　子宮頸がんワクチン』というブックレットが出ています。版元は特定非営利活動法人日本消費者連盟、編集はワクチントーク全国の青野典子さん、古賀真子さん、母里啓子《もりひろこ》さんの三人。二〇一一年一月に第二版が、二〇一二年三月には増補改訂版が出ています。ワクチントークとは過去のワクチンによる薬害被害者が中心になってつくられた組織です。医師の堀口貞夫さんによる解説や、古賀さんのまとめた計一三問にわたる「子宮頸がんQ＆A」などわかりやすく書かれています。

②　二〇一三年六月の接種勧奨の中断の直後に出版されたのは、安田美絵著、佐藤荘太郎医師監修のブックレット『こんなにあぶない子宮頸がんワクチン――少女たちの体を守るために』（合同出版）でした。同年七月発行です。ネコとサルのイラスト付きでわかりやすくまとめられています。このワクチンがなぜ問題なのか、ポイントがよく整理されています。

③　同年十一月には『月刊日本』編著のブックレット『安倍総理！子宮頸がんワクチンをやめてください』（K&Kプレス）が刊行されています。被害者の声、このワクチンの不要性、背景にあるワクチンビジネスの深い闇の世界という問題、さらに被害者のために頑張っている地方議員の動きまでコンパクトにまとめてあります。編集者の熱心さが感じられるつくりです。『月刊日本』の月刊誌のほうも度々このワクチンの問題を取り上げています。

④　二〇一四年三月に船瀬俊介著『ワクチンの罠』（イーストプレス）が刊行されています。このワクチンの問題にとどまらず、インフルエンザワクチンやポリオワクチンのことなどにも触れています。さらに「医療マフィアが推進する人口削減計画」といった壮大な話題も盛られています。こうした陰謀説があたっているのかどうか私にはよくわかりませんが、それくらいの説を考えたくなるくらいひどいことが「子宮頸がんワクチン接種被害事件」では起きているということでしょう。

⑤　同年八月には、桜多吾作（構成／漫画）で真弓定夫医師が監修のブックレット、『子宮頸ガンワクチンはも～いらない！』（美健ガイド社）が出ています。書店で買える本ではありませんが、ユーモラスな漫画でこのワクチンの問題点をわかりやすく伝えています。みかりんさんの支援に力を注いでいる杉並区議の松浦芳子さんの「ただほど恐い物はない」という文章も掲載されています。

⑥　同年十月刊行の母里啓子著『もうワクチンはやめなさい――予防接種を打つ前に知っておきたい33の真実』（双葉社）は、医師で元・国立公衆衛生院疫学部感染症室長の母里さんがワクチンの基礎知識について平易にまとめた本です。子宮頸がんワクチンの危険性と不要性についてもかなりの分量を割いて説明しています。「予防接種は誰のため？」「いらないワクチンを断って、今の健康を大

事に生きる」という帯にあるメッセージは、本書での私の主張と大いに重なるものです。

⑦　二〇一五年四月には、斎藤貴男著『子宮頸がんワクチン事件』（集英社インターナショナル）が出ています。被害者からの詳細な聴き取りはもとより、医師たちや学会の動き、政治家やロビイストの動き、ワクチンビジネスの世界、製薬会社などの問題の背景にあるものについて多角的な取材を行ってまとめられています。日本対がん協会が動いて組織した「リボンムーヴメント」のことや「子宮頸がん撲滅をめざす専門家会議」のことなどをこの斎藤さんの書物で私は知りました。

⑧　同年五月に鳥集《とりだまり》徹《とおる》著『新薬の罠――子宮頸がん、認知症…10兆円の闇』（文藝春秋）が出ています。医療ジャーナリストの鳥集さんが製薬産業の舞台裏について掘り下げています。「第一章　カネで動いた子宮頸がんワクチン」が特にこの問題を扱った章です。「心の問題にされた少女たち」「製薬会社のセールスマンとなった専門家」「政治家を動かす製薬ロビイスト」「キャンペーン加担したマスコミ」の四つの節から成りますが、読んでみて非常に刺激を受けました。

⑨　同年六月に黒川祥子著『子宮頸がんワクチン、副反応と闘う少女とその母親たち』（集英社）が出ています。母親たちからの取材が中心ですが、医師たち、薬害オンブズパーソン、被害者を支援している連絡会議などからのコメントも挿入されています。中軸を占めている六件の事例は丹念な取材に基づいて書かれていて読み応えのある内容です。

⑩　はたともこ著『子宮頸がんワクチンは必要ありません』（旬報社）は、二〇一六年三月に刊行されたブックレットです。元参議院議員でこのワクチンの接種勧奨中止に大きく貢献し、このワクチンの定期接種化を含んだ予防接種法改正案に全七二二名の国会議員中唯一反対票を投じた、はたさん

自身がまとめたもので、一一のCHAPTERに分けて情報が項目ごとにわかりやすく整理されていて便利です。薬剤師出身であるはたさんの「はたともこ理論I～III」は、良心的な医師たちから支持されています。

以上の一〇冊が、管見の限りでは、本書に先行するこの問題を扱った文献として主なものです。この他にもいくつか関連文献があります。それらについては本文中で随時触れます。

8 本書の構成

本書は、今、我々は何を問わねばならないのかを読者の皆さんといっしょに考えていく構成になっています。

第一章「娘を元の身体に戻して欲しい――娘が被害を受けた母親たちの悲痛な訴え」では、被害者の方々の実際の訴えにじっくりと耳を傾けてみたいと思います。まずは二〇一四年十一月二十三日に道内在住の被害者の母親であるお二人、佐藤美也子さんと金澤千世さんを招いて苫小牧市内で行われた講演の記録を載せます。また私がお会いした首都圏の被害者の方の事例についても紹介します。

第二章「わずかな液体で私は青春を奪われた――被害者および同世代の女子大学生の声」では、被害当事者として実名を名乗っている酒井七海さんが、二〇一六年十月十四日に東京大学の川人博ゼミで講演したときの記録を最初に掲載します。それとともに同世代の女子大学生がどれくらいこの問題について事実を正しく認識していたかについて調べるために、私が二〇一五年度に日本女子体育大学で講義を担当した際に実施したアンケートの集計結果とその考察を掲載します。さらに学生から提出されたレポートについても紹介します。

第三章「HPVワクチンは直ちにやめるべき――医師たちによる、その不要性と危険性の指摘」では、このワクチンが不要であること、危険であることを医学的立場から説明します。このワクチンを「子宮頸がんワクチン」と呼ぶのは詐欺にも等しい事実をまず示します。また副反応の発生メカニズムを解説します。自己免疫疾患の専門家たちの集まりである日本線維筋痛症学会は、被害者に出ている副反応の症状を「HANS症候群」と命名しました。その見解は症状を説明する上で説得力のあるものです。元・国立公衆衛生院疫学部感染症室長の母里啓子医師、これまで『薬のチェックは命のチェック』誌（二〇一四年十月刊行の五六号まで、二〇一五年一月からは『薬のチェック』と改称）を通して病院で処方されている薬の危険性を告発してきたNPO法人医薬ビジランスセンター代表の浜六郎医師らの協力を得て記述しています。推進派の主張のどこにウソがあるのかを見破るのに役立つ内容です。

第四章「なぜ、こんな危ないワクチンが導入されたのか――政治とカネとマスコミの動き、そして対米従属構造」では、なぜこのように危険なワクチンが導入され、やがて定期接種にまで至ったのかに関わる政治的な背景を探ります。政治家、ロビイスト、厚生労働省（以下、厚労省）の官僚らが裏でさまざまに動いています。巨額のカネを求めて人々が動き、危ないものが導入されたのです。製薬会社の利益構造、マスメディアによる大衆操作なども説明します。たとえば「若い人に子宮頸がんが増えている」という情報が流されましたが、これは正しくありません。名古屋市がせっかく接種者、未接種者合わせて約七万人を対象に大規模調査を実施したのに、その集計方法には大きな問題がありました。グローバル化と戦後日本社会の対米従属構造にも触れます。本当は生活上の必要性からなされるはずの医療がグローバル資本の利潤追求の都合で左右されるという転倒した構造がはっきりとした形で表現されて犠牲者が出てしまった出来事として、今回の事件は位置づけられます。よかれと思ったこととはいえ、いわゆる「革新」側が被害の拡大に加担してしまう構造が続いているのです。

第五章「こんな危ないワクチンをまだ勧める『わるいやつら』の考察——医療者の責任と『看護人的状況』を問うために」では、敢えて「わるいやつら」という概念を使います。松本清張さんの小説のタイトルにヒントを得ています。学術誌が製薬会社にとって不都合な実験結果を載せた論文を撤去した事件がありましたが、今や学問の世界までもが製薬資本の都合で振り回されています。メディアがこの問題をどのように扱ってきたのかを女性週刊誌などいくつかの具体例を通して明らかにします。真実とは異なることが医師によって平然と語られているケースなども取り上げ、学問や科学の本来の価値とは何か、自分自身の看護人になるとはどのようなことかについて、経済学者の内田義彦さんによって一九六八年に書かれた論文を手がかりにして探ってみます。被害者を支援するためのどんな動きが今起きているかということにも触れます。

第六章「『セックス奨励ワクチン』論と『がん予防教育』を再考する——自分の身体をよく知るための性教育、そして普通の生活の勧め」では、子宮頸がんが「子宮」という女性のアイデンティティにかかわる身体部位に起きる問題であることに着目し、性教育のあり方と「がん予防教育」として今なされているものを再検討してみます。「『セックス奨励ワクチン』にしないために」との理由からこのワクチンの導入に反対する立場もあったのですが、子宮頸がんを少なくしていくには女性が自分の身体のこと、性のことをよく知っておく必要があります。今、「がん予防教育」としてなされているものは、視野が限られていますから、もっと広げなければなりません。本来の「がん予防教育」には自分の身体をよく知り、忘却されている自然治癒力を取り戻す知恵などが求められているのです。

終章「少女たちはいったい何の犠牲になったのか――『考えずに生きてきた、考えては生きられない』のは誰か」では、全体をまとめつつ「少女たちはいったい何の犠牲になったのか」という問いをいくつかの視点から検討します。「先制医療」の倫理問題という視点からワクチン接種を再検討する必要があります。古井由吉著の「朝の男」は、二〇〇五年のマンション耐震強度偽装事件に触れた内容の短編小説ですが、「考えずに生きてきた、考えては生きられない」という生き方をしている人の心理描写に思い当たる節がある人も少なくないかもしれません。このワクチンの危険性をうすうす感じつつ、接種の積極的勧奨の再開をめざしている医師たち、官僚たちには。あるいは「がん予防キャンペーン」に取り込まれてしまって被害者の訴えを揶揄した記事を載せる大手新聞の記者などには。

最後に付記として、第一章で二〇一四年十一月二十三日の講演録を掲載させていただいた佐藤美也子さん、金澤千世さんが、その後の娘さんの生活の様子などを手記としてまとめて下さった原稿（二〇一七年一月現在）を載せます。

第一章　娘を元の身体に戻して欲しい

――娘が被害を受けた母親たちの悲痛な訴え

最初に講演会の記録を紹介します。北海道内に在住の子宮頸がん予防ワクチン接種被害者であり、お名前を出してこの問題を訴えておられる母親二名をお招きしての講演会が、二〇一四（平成二十六）年十一月二十三日（日）、苫小牧市内で開催されました。主催したのは、「子宮頸がんワクチン問題を考える苫小牧の会」（代表・事務局　桜井忠・苫小牧市議）、場所は苫小牧市文化交流センター（通称アイビープラザ）です。

母親二名とは、子宮頸がんワクチン被害者連絡会北海道支部長の佐藤美也子さん（美唄市在住）と同副支部長の金澤千世さん（恵庭市在住）。佐藤さんの娘さんは、この講演当時一七歳、金澤さんの娘さんは、当時一八歳でした。

この記録は、講演時の録音データを文字に起こした状態の原稿にお二人に加筆していただいて作成したものです。

一、接種後、突然苦しみだし、今も激痛が続く——佐藤美也子さんのお話

はじめに

皆さんはじめまして。ただいま紹介いただきました全国子宮頸がんワクチン被害者連絡会北海道支部の代表をしていいます佐藤美也子と申します。今日はお集まり下さいましてありがとうございます。よろしくお願い致します。私たちの被害者連絡会は、全国各地に支部が設立されており、この北海道支部もそのうちの一つとなっております。

現在の会の活動として、行政機関への様々な申し入れ、声明文や公開質問状の提出、国会での院内集会、講演会などを行っています。このワクチンによる被害の甚大さを訴え、厚労省や審議会の在り方を問い、被害者救済を強く訴えているところであります。

本日は「被害者家族が語る子宮頸がんワクチンの実態」ということで、私たちに実際に起きた症状、現在も進行中の実情についてお話をさせていただきます。

1　ほんとうは打たせたくなかった

私の娘は、現在高校二年生です。来年四月からは高校三年生。五月がくれば接種から丸二年になります。高校一年生の時の、たった一度の接種でそれまで経験したことのない恐ろしい副反応を起こしました。幼少期から数あるワクチンを接種してきましたが、何も起きたことはありませんでした。

この子宮頸がんワクチン（ＨＰＶワクチン）というのは二種類あります。二価ワクチンのサーバリッ

クスと四価ワクチンのガーダシルです。娘はガーダシルを接種しました。
接種する前は、もちろん健康そのもので、ケラッケラとよく笑うごく普通の女の子でした。身体を動かすことが大好きで運動神経も悪くありません。

将来の夢。それはエアロビクスのインストラクターになること。

中学生のときに、私が行っているレッスンについていくようになり、すっかりその魅力にハマり、一年後には「インストラクターになって運動の楽しさや大切さを伝えたい」とその夢に向けて突き進んでいた矢先の出来事でした。

実際のところ、私は娘にこのワクチンを接種させたくありませんでした。通常、中学三年生でこのワクチンの案内が来て、娘と同年代の子は中学三年生で受け終わっています。私はその時に初めてこの子宮頸がんワクチンという言葉を知りました。それ以前からもこのワクチンは任意接種で始まっていましたが、対象年齢ではなかったこともあってあまり気に留めていなかったのでした。

私は何か新しいことをするのに自分で納得しなければイヤなところがありましたので、ネット検索をしてみたわけです。そうすると、日本よりも先に海外で接種が始まっていたこのワクチンによってすでに被害が出ていることを知りました。すさまじい副反応報告が画面いっぱいに並んでいました。その中には、死亡例もたくさん出ていまして、ただただ恐ろしくなったことを今でもよく覚えています。

中学三年の時代は、任意接種だったこともあり、「受けても受けなくてもいい」という考えで見送りました。そうすると、高校一年生の春、「昨年度接種されなかった皆様へ」とまた案内が郵送されてきました。そこには「平成二十五（二〇一三）年四月に定期接種になった」ということが書いてありました。この書き方は、私の住んでいる美唄市という自治体の責任なのですが、「必ず接種して下さい」との一文がそこにはありました。

任意から定期というものに変わり、「必ず」と書かれており、「昨年受けていないんですけど、受けなければならないですか？」と市の保健センター窓口で確認したところ、担当者は「高一最後なので受けていただきたい」という返事でした。この言葉をうのみにしてその場で予約日時を入れてしまった自分がとても浅はかでした。

一度、帰宅してから「定期接種」というものをよく調べれば良かったと思います。窓口で担当者は定期接種の意味は教えてくれなかったのです。接種後にこれは努力義務だと知り愕然としました。今もとても後悔しています。義務ではないと知っていたら、こんな得体の知れないワクチンなんて絶対に接種させていなかった。本当に悔しくてたまりません。

2　接種後一五分で異変が起こる

そしてその日はやってきたのです。学校が終わり、夕方から市の保健センターでの集団接種に向かいました。

娘は、この日、体調も良く検温時異常なしでした。このワクチンを接種して、「すごく痛かった。泣いた子もいる」と耳にしたことがありましたから、接種が終わってすぐに「痛かった？」と私が聞くと「たいして痛くなかったよ」と言っていたのです。

しかし、それはつかのまでした。接種後一五分で異変が起こりました。「すごく頭が痛い。接種したところがしびれる。呼吸が苦しい」と訴えたのです。

娘を診察した医師は、「緊張して注射をしたから自律神経が乱れたのでは」と言いました。少したって二回の診察をし、「さっきより呼吸整ってきたし……」と言いました。こちらの質問にはまるで答えずに保健師に救急病院の指示をし、その場を去ってしまいました。私はこの医師を信用しなくなりました。

最初の異変がワクチンの副反応だとそのときに思わなかったのは事実です。一時的なものだろうか？　と思ったのも事実です。

しかし、その当日の夜には激しい頭痛に変わり、腕の痛み、呼吸しづらい、体のだるさ、腹痛を訴えるようになっていきました。

ますます痛みがひどくなり、翌日からは朝からトンカチで殴られているようなガンガンした激しい頭痛が昼夜問わず続くと本人は訴えました。私自身すごく戸惑いました。横になりながら、ウッと唸るのです。倒れ込むようになったこともありました。

私も頭痛はありますが、娘の痛がり方は普通ではなかったのです。何かたいへんなことが娘の身体に起きているのではないかと見ていて直観的に感じました。

3　病院で詐病扱いされる

こうして受診の日々が始まりました。学校も体調が悪くなり、早退や欠席が次第に増えていきました。病院を探し始めました。足を運んだ病院の数は、現在かかっているところも含めたら計一三カ所です。通院だけではなく、四回の入院もしました。地元や近隣の街、札幌の病院にも通いました。

ある医師は、問診、検査で何も「異常」が出ないため、「お子さんとお母さんの心の問題だ」と言ったり、「接種後一五分で副反応なんか起こらない」と言いました。また、酔っぱらいみたいにまっすぐ歩けない動画を必死で撮ったものを見せれば「演技している」と言われました。立って歩くことがままならないため、家の中を四つん這いで移動している動画を見せれば、「心因性のものに見える」などと言いました。まるで詐病扱いなのです。

「検査をしてほしい」とお願いすれば、「やってもどうせ何も出ないから無駄」と言われ、「こういう病状は考えられないのか？」と聞くと、調べもせずに「違う」と言い張り、やっと検査をしてくれたかと思えば「何も異常が出なかったから精神科へ行ってください」と言われました。ある医師は、「うちで接種したわけじゃないから連れて来てもらっても困る」と言いました。「子宮頸がんワクチンを接種した」と言えば、「他の病院へ行って下さい」と言うのです。

別の医師は、椅子にふんぞり返って問診した時点で、「わかんない！」と投げ出しました。触診すらもせず他科へ丸投げされたのです。目の前で体調の悪い娘を見て、手を差しのべるどころか迷惑そうな態度をとる医療機関には驚きです。

痛み止めを処方してくれた医師はいましたが、鎮痛剤と呼ばれているものは一切効いてくれませんでした。

4　記憶障害が起きる

接種した年の平成二十五年、札幌の病院に学校が夏休みに入ったので検査入院をしました。そして接種後二カ月ぐらいですでに始まっていた記憶障害。入院前から「簡単な漢字が書けなくなったし計算が遅くなった」とは娘から聞いていましたが、実際、入院した当日、夏休み課題のプリントを見て驚きました。漢字が全然書けていなくて仮名ばかりなのです。そして「なんか物忘れする」と訴えました。

この時点では、まだ記憶障害という症状が出ていることもわからなくて軽く考えていました。しかし、日を追うごとにそれはひどくなっていきました。中学時代の友人の名前がわからなくなっていたりしました。会話の中で何かおかしいと感じることもありました。私も「どうしたのだろう」と気にし始めて、当時の主治医にそのことを話しました。

二週間の入院を終え、退院前の話を別室で聞いた際、主治医は娘に自分の病室からある物を「持ってきて」と頼みました。実は、娘がスムーズに行って取って戻って来れるのかを実験したのでした。その時はスムーズに行って取って戻ってきました。そして、この医師はその結果からまたしても詐病扱いをしたのです。わざと病気のふりをしてそれで本人にとって何か良いことがあるのでしょうか？

その医師は「入院すると一時的に記憶障害になることあるんだよね～」と言ったのです。当時一五歳の子がたった二週間の入院で記憶障害になるのでしょうか？　耳を疑いました。

この退院当日、自宅に着いても家に入ろうとしないのです。なんと自分の家がわからなくなっていたのです。トイレやお風呂の場所、自分の部屋、全てわからなくなっていたのです。

私はなんか悪い夢を見ているんだと思いましたが、この記憶障害はどんどんひどくなっていき、自分の家がわからない、帰り道で迷子になる、時計が読めない、数字が数えられないなどの症状が次々と出現しました。認知症かと思うほどです。

それからさらに、人の顔がわからない、自分の顔もわからない、行った場所、やったことがすぐにわからなくなるという状態になっています。現在も、母親の私のことがわかりません。話すことはできますが、私のことを親しい友人だと言います。「お母さんがいなくなった。会いたいから捜してほしい」と面と向かって言われるほど悲しいことはありません。

さまざまな認識ができなくなりました。考えられない、考えたくない状況です。いわゆる、高次脳機能障害という状態になっています。

5　五〇を超える症状に苦しむ

同じ平成二十五年の秋頃から、急激に状態が悪化していきました。

光をまぶしがるので照明を消して暗闇の中で生活したこともありました。外出時には、サングラスをかけることもありました。不定期的に突然三九度以上の高熱を出したり、軟体動物のように全身脱力して寝たきりのようになったりしたこともありました。ずっとやってきたエアロビクスやトレーニングで必要な筋力が十分にあるはずなのに、自分を支えることができないほどの脱力が起きるのです。本当に驚きの連続でした。もちろん介助は大変でした。

不随意運動もありました。足などいろいろな部位が勝手に動いてしまうのです。初めて見たときは一体どうなってしまったんだろう？　止まるのかと、とても不安になりました。他には、幻覚、暴れたり、人格が入れ替わったり、意識障害を起こしました。意識障害を起こしながら何時間もバッタバタと激しく動くのです。苦しみながらの不随意運動は見るに耐えません。

また逆に全く反応がない状態が続くこともあります。息をしているのかどうかと心配で眠れない日々が続きました。恐ろしい限りです。この約三カ月間は、本当に地獄でした。学校も満足に通えませんでした。

接種直後から今、現在も毎日一度も途切れない頭痛と関節痛が持続しています。本人は「頭をトンカチでガンガン殴られている。頭の中がジワジワしびれる」などと表現しています。毎日毎日、常時痛みがあるということは辛いことです。激しい痛みがずうっと続くということが皆さんには想像できますか？

突然、起こった関節の激痛で歩けなくなってしまう。痛む足が左から右へ、また右から左へと移動したりするのです。歩行困難になったり不思議なことが起こるのです。毎日、ずっと痛みが続いているので、すでに痛みのない生活って本人がわからなくなっているのではと思うほどです。

他には、硬直したり白内障のように眼が白くぼやけて見えなくなったり、視野狭窄が突然出現したり、耳が聞こえなくなったり、脳の炎症でイライラしたり、勉強がわからなくなってしまって理解ができない、全身倦怠感で起きていられなくなったり、味覚がおかしくなったりということが起きています。突然寝てしまったり、逆に全く眠れなくなってしまうなどの睡眠障害もあります。どれもこれも日常生活に支障をきたすものばかりです。

これらの多岐にわたる症状は、五〇症状を超えていますが、いつ、どんな症状が組み合わさって出てくるのか予測がつきません。以前出た症状がもう出ないというわけでもありません。日内変動も激しいのです。

なお、平成二十六（二〇一四）年九月十三日の日本線維筋痛症学会（西岡久寿樹理事長）におきまして、臨床現場での深刻な症例が発表されております。認知症に似た症状が指摘されました。痛みから始まり、脱力、不随意運動、そして友達の顔がわからなくなる、漢字を忘れる、帰宅の道を忘れる、時計が読めなくなる、引き算の概念がなくなる、何を食べたかを忘れるなどの一連の症状を「子宮頸がんワクチン関連神経免疫異常症候群」（ＨＡＮＳ）と捉えるよう提唱しました。私の娘もまさにこの症状なのです。

このワクチンを打つ前は、全くなかった症状なのです。ましてや認知症に似た症状なんて絶対にありませんでした。まだ十代の女の子が認知症のような症状を発症すること自体おかしいことだと思います。通常あり得ないことです。

最近は、やっと理解のある医師とめぐりあえまして、さまざまな治療法にトライしている状態です。

6　学校でいじめにあっている

こうして娘は「障がい者」になりましたが、見た目が普通に見えるために内部障害があることをなかなか周囲に理解してもらえず、実は学校でいじめにもあっています。イヤがらせがありましたし、「アイツ、記憶障害なんだ。おかしいよね」と、心ない悪口を言われたこともあったようです。おそらく同じくワクチンを接種しているであろう、何人かの女子のグループからでした。

そんなことがあって、娘はあまりの辛さに「私なんかいなくなればいいよね」と言ったことがありました。私は、こんな副反応のために娘に苦しい思いをさせてしまった罪はどこまでも深いものだと考えさせられました。娘にしてみると、自分の身体に起きている痛みや辛さに加えて、医師たちや学校の中など、周りの無理解をも含めた全てとの壮絶な闘いになるのだと思います。

私は、声を大にして言いたいのです。もし自分がこのような副反応に苦しんでいたらどうなっていたか？　と想像して欲しいということを。他人の苦しみを理解しようとする姿勢からしか始まらないのではないかと思います。親の私ですら、痛みや苦しみを代わってあげられない。風邪をひいて三、四日休めば治るというものではないのです。無視をするのではなく、イヤがらせや暴言を吐くのではなく、困っている場面では手を貸してあげて欲しいのです。寄り添いの気持ちで本当に救われると思います。

このワクチン被害者だけではなく、高齢者、他の病気の人や障害を持っている人にやさしくしてあげて欲しいと心から願うところであります。自分自身や家族に置き換えて考えてみるとよく理解いただけると思います。

7　元の身体に戻して欲しい

皆さんのお住まいの苫小牧市や近隣市町村にも、このワクチンを接種した方がたくさんいらっしゃると思います。定期接種を受けた人以外にも、つまり、対象年齢以外で接種された方もいらっしゃるはずです。その中には潜在的に多くの被害者がいることが予想されます。副反応らしきものが出たり、いつもと違う変化があった際はすぐに受診または被害者連絡会に電話をお願い致します。

私の娘の場合は、副反応の出方が即時型ですが、遅延型というものがあります。このあとお話になる金澤さんのケースがそれです。接種後、何カ月、何年経ってからでも症状が出ています。今は大丈夫でもこれからはわからないのです。

本日、お話させていただいた現状について多くの方に知っていただく必要性を感じております。薬害問題は、いつ自分に降りかかるやもしれません。

当初と比べますと、このワクチン被害について理解して下さる医師も増えてきております。政治家の方々からの支援もいただいています。私の住む美唄市とこのあと話される金澤さんの住んでおられる恵庭市では、平成二十七（二〇一五）年一月より子宮頸がん予防ワクチン接種後の症状に対する医療給付が始まることになりました。

自費扱いでは医療費がかさみ、交通費なども負担が増すばかりです。うちの場合、定期接種での補償を国へ申請中ですが、時間ばかりがかかっており、必ず認定されるかもわからない状況下ですので、この助成には大変感謝しております。

何を望むかと言えば、何よりもまず、元の身体に戻して欲しい。ただただそのことだけが願いなのです。娘も「早く治りたい」と言っています。私達親子は、必ず治ると信じていますし、希望は捨てたくありません。若いので再生能力があると思っています。一日も早く当たり前の普通の生活を送れるように前向きに頑張っているところであります。

この楽しいはずであろう高校の青春時代。遊びに行きたくてもまともに過ごさせてあげられていない現実があるのです。一八歳で車の免許を取得できますが、高次脳機能障害を始めとするこれらの症状があるうちは、免許を取り行くこともできません。「免許を取ったら（好きな）車に乗りたいんだ」と娘は語っていたのです。「今は無理なんだよ」と私は諭すしかありません。「なんで？　どうしてダメって縛り付けるの？」とケンカになります。そして涙を流す。こういった現実があります。現時点で将来は白紙なのです。

接種はあくまでも本人、親御さんの判断によるところになりますが、定期接種は義務ではありません。私の娘の場合、ある日を境に光り輝く一度きりの人生が孤独の闇の中で闘う現実となってしまいました。このワクチンは、人が生きていく上で必要な機能を破壊してしまう、ほんとうに恐ろしいワクチンなのです。皆さん、どうか自分の身を守って下さい。後悔のない人生を過ごして下さい。そして、どうか娘が普通の生活を取り戻し、社会の一員として復帰できるよう、温かい目で見守っていただけましたら幸いです。本日の内容が皆様の心に少しでも響いてくれることを願っております。

最後になりましたが、本日、この会場へ足を運んで下さった皆様、桜井先生はじめ主催者の方々、ご静聴いただきありがとうございました。感謝申し上げます。

二、遅発性でなかなか原因がわからなかった――金澤千世さんのお話

はじめに

子宮頸がんワクチン被害者の会北海道支部の副支部長をやっている金澤です。苫小牧市議の桜井先生には今日はこういった場を用意していただいて本当に感謝しています。なかなかこういう機会はありません。そして今日ここにお集まりの皆さん、お休みの日にわざわざ足を運んで下さってありがとうございます。

私の一八歳になる娘のことについて経緯を話させていただきます。先ほどお話をされた佐藤さんの場合はガーダシルでしたが、うちの娘の場合はサーバリックスでした。三回打ちました。定期接種になってからではなく、任意の接種でした。最初は二〇一一年九月一日です。佐藤さんの場合は打ってすぐに症状が出たのですが、うちの子の場合は遅延型でした。

1　二回目の接種後に頭痛が始まった

どういった経緯で打つことになったかというと、娘は当時中学三年生だったのですが、学校から通知が来たのです。「子宮頸がんを予防するワクチンができました。性交渉をする前に打たないと効果はありません。今なら公費負担があり無料で受けられます。今のうちに受けてください」という説明でした。私も子どもの健康を願う母親ですから、受けておこうと思ったのです。まわりで受けた子どもたちが腫れていたということは聞いていましたが、副反応の情報は全く聞いたことがなかったので

佐藤さんのように事前にインターネットで調べてということまではしていませんでした。予防注射はいいもので受けなければと思って受けました。

　十月に二回目を打ちました。その後で頭が痛いと訴えました。めまいや耳鳴りもするというのです。ひどいときは学校も休まなくてはならないほどでした。学校の先生と相談して一回、病院で受診したほうがいいのではないかということになり、近くの小児科に行ったのですが、肩こりではないかと言われました。当時は既に受験勉強が始まっていましたからそのストレスなのかなと私も思っていました。佐藤さんの娘さんの場合は打って一五分で症状が現れましたからワクチンとの関連に気づいたのですが、うちの子の場合はそうではなかったので頭痛がワクチンによるとは全く考えませんでした。娘はほぼ毎日、市販の頭痛薬を飲んでやり過ごしていました。

　娘は当時、看護師になりたいという夢があって看護師になれる高校への進学を考えていました。早く看護師になれるコースのある美唄《びばい》市内の高校をみつけてきてここに行きたいと言いました。恵庭《えにわ》から美唄というのは通える距離ではないので、ここに入ったら下宿生活だね、と話していました。なんとか合格して入学することになりました。そして二〇一二年三月に三回目を接種しました。そのあと、下宿生活が始まりました。

　それで本人が後になってから打ち明けたのですが、受験勉強の頃から実はおねしょをしていたそうです。今頃になって私も気づいたんです。三歳や四歳の子なら親もわかりますけれど、年頃の女の子ですからね。本人は恥ずかしいから親には隠していたというのです。中学三年生の女の子が突然おねしょをし始めたのですから隠します。高校生になって下宿生活になってからもそれが続いていたようです。

それから光をまぶしがるということも起きていました。下宿の娘の部屋に入ってみると天気がいい日なのにカーテンがしてあるのです。私がそれを開けようとするとひどくまぶしがって嫌がるのです。どうしてそうなるのか、早く気づいてやるべきでした。

高校一年生の体育の授業参観があったんです。ちょうど後ろ走りをするのをやっていたのですが、うちの娘は他の子たちから大きく遅れて一番最後だったんです。それもふらふらしてやっとのことでゴールしていました。小学生のときは水泳をやっていましたし、中学ではテニスをやっていまして運動神経はとてもよかったので、いったいどうしたんだろうと思って見ていたのを覚えています。

大きな症状が出始めたのは高校一年生の三月です。「めまいがして授業を受けられない状態で保健室で寝ていますのでお母さん、すぐに来てください」という電話が学校からかかってきました。それで行ってみると、眼振という目の玉が揺れている状態でした。顔色もまっ青でした。恵庭市でも大きな病院に連れて行って耳鼻科とか脳神経外科とかを回ったのですが、メニエール病だと言われました。しかし納得できませんでした。出された薬が全然効いていないと思いました。それで札幌の大きな病院へ行ったり、いろいろなところで検査をしたのですが、結局よくわからないままでした。

2　激しい痙攣の症状が部活中に起き、休学へ

症状は少しも改善しないまま高校二年生を迎えましたが、教室と保健室を行ったり来たりの状態が続きました。本人は座っているのも辛いようなことまであったようです。それでも親に心配をかけな

いよう我慢して下宿生活を何とか続けていました。

大きな症状が出たのは七月です。テニスの部活中に右手が急に力が入らなくなって痙攣し始めて止まらなくなりました。意識はありました。学校から連絡が来て「今から病院に連れて行きます。お母さんもすぐ来てください」ということでした。私もすぐにかけつけたのですが、そこでは対処できないと言われて、砂川市内の病院までクルマで走りました。その間もずうっと右手の痙攣は続いていたのですが、鎮静剤でその痙攣自体は何とか治まりました。

そのあとも神経内科に通っていました。去年の夏休みには家にいても痙攣が続くことが時々起きる状態でした。抗けいれん薬や血管を拡張する薬とか筋肉をやわらかくする薬とかいろいろと飲みましたけれど、改善はみられませんでした。七月のときは痙攣は右手だけだったのですが、夏休みになって全身に及ぶこともあるようになりました。本人は学校が始まるのに備えて右手が使えなくなったら困ると左手で字を書く練習もしていました。

夏休みが終わって学校が始まり、娘は下宿での生活を再開しましたが、次の日にもう学校から電話が来ました。痙攣が全身に出ているというのです。そして行ってみると、過呼吸の状態でした。過呼吸はご存知ですか。ハッ、ハッ、ハッー、ヒィ、ヒィという感じで息をします。この苦しい状態がずうっと続くのです。そのときは一日中でした。何がどうなってこうなるのか全くわからないのですが、とにかく一人にしておけない状態なので私が近くに住むことにしました。娘の下宿に一緒にとはいかないのでアパートを借りました。

娘はそんな状態でも「単位はとって看護師さんになりたい。学校でみんなに会いたいし、授業は受けたい」と言うんです。私は「わかった。できるだけのことをしていこう。二人でいっしょに暮らそう」と言いました（涙声　しばし嗚咽）。

松葉杖をつきながら娘は学校に通いました。痙攣することもありました。看護系の学校なので周りの生徒さんたちは理解があって娘を励ましてくださいました。かばんを持ってくれたり、本当にありがたかったです。娘も頑張りました。

しかし学校でも激しい痙攣が起きることは続きました。意識を失うこともありました。担任の先生も看護師さんなのですが、「お母さん、今日はこれ以上はもう無理だわ」と私に言ってきて、そういうときは帰宅するという日が続きました。次第に休みの日が多くなってだんだん単位はとるのが難しくなっていきました。

痙攣している娘を見ていて人間の身体ってこんなになっちゃうもんなんだなと思いました。その当時かかっていた神経内科の先生には「これはもう神経内科の領域ではない。精神科だ」と言われました。それで勧められた精神科にも通いましたし、カウンセリングも受けましたが、全然よくなりません。痙攣しているこの状態が本当に精神の病気なのかと疑問に思いました。もちろんインターネットでもストレスとか失語症とかの原因についてどう書いてあるのかも調べてみました。

学校に通うのはこれ以上は無理だと判断して、十一月に休学という手続きをとって、娘と一緒に恵庭に戻りました。

3　産婦人科医に言われて初めてワクチンが原因と気づく

実は私は産婦人科の持病がありまして、これまでに七回も手術をしているんですね。それで札幌の産婦人科に通っていまして、実は娘の病気のことで辛くて精神的に追い詰められて苦しくなっているから精神薬を出して欲しいという話をその産婦人科の先生にしました。それでどういうことが娘に起きているのかを先生に詳しく話しました。そのときに先生から「お嬢さんは、子宮頸がんのワクチンを受けていないかい」って尋ねられました。これが娘の症状と子宮頸がんワクチンとの関係に気づいたきっかけです。

私は最初、何を言っているんだろうと思ったんです。「受けたのは中学三年生のときで今はもう高校生ですよ」って言ったのですが、先生は「いや、関係あると思いますよ。接種してから時間が経って症状が出るケースもありますから」とおっしゃるんです。それで家に帰ってサーバリックスだったかガーダシルだったか調べてみることになりました。調べてサーバリックスだったとわかりました。すぐに先生から電話がきました。先生は「どういう副反応が出るのか製薬会社に問い合わせてみるから」と言って下さいました。

それから私もネットでこのワクチンのことを随分と調べてみました。最初に出会ったのは東京都の杉並区の松藤さんのブログでした。全国子宮頸がんワクチン被害者連絡会の代表の方で「みかりんのささやき」を書いている方です。そのブログを読むとうちの娘の場合とすごく似ているんです。動画も見ました。痙攣して自分の身体を打ち叩いて泣き叫んで苦しがっているという内容がそのまま一致しました。それで日野市議の池田利恵さんのところに連絡しました。全国子宮頸がんワクチン被害者連絡会の事務局長をされている方です。全国に他にもたくさん被害者の方がいて、即時型と遅延型とがあって、うちの娘の場合は、遅延型だということがわかりました。打ってから一年後のめまい、耳鳴り、頭痛から始まっていますから。

それから国のワクチンの副反応の指定病院へ行き受診しました。ところが、詐病扱いです。ユーチューブの動画を見てそのまねをしているんだろう、演技をしているんだろうと言うのです。医師なのにどうしてそんなひどいことを言うんだろうと思います。娘はなりたかった夢があったのに諦めて学校をやめざるを得なかったんですよ。なんでわざわざ詐病をしなければならないんですか。何もわかっていないと思いました。とてもがっかりして帰ったことを忘れません。

4　記憶障害の症状が現れ始める

ほんとに行く病院もないなか、辛い生活を送っていました。去年は車椅子の生活でした。痙攣がひどくて歩くことも困難なときには車椅子を使っていました。スーパーでも車椅子の娘を連れて、娘の膝の上にかごを乗せて買い物をしていました。自分がなってみないとこの苦しさはわからないと思います。一日一日生活をするのがやっとでした。

病院ではステロイド薬の治療を勧められましたが、断わりました。薬でこんな状態になったのに、それの治療にまた薬を身体に入れるのかと抵抗を感じ、副作用が心配で受けることをやめました。実際、このワクチンの副作用で悪くなった子に対して効果を上げている方法はなかなか見当たらないのが現実です。

今年の四月からは代替医療を行っています。高濃度のビタミンCを点滴で身体に入れる治療を続けています。それから検査をして娘の身体に合うサプリメントを使っています。点滴でビタミンCを入れるのは一回に一万円かかります。それもできれば週に二回受けてくださいと言われています。うちは夫が公務員で私もパートはやっていますが、主婦でしてごく普通の家庭ですから経済的になかなかたいへんです。生活が成り立たないんですよ。下にも息子がいますから。

でも娘をなんとか元気にしてあげたい一心で続けています。娘は今年から札幌の通信制高校で勉強を続けています。五月に初めて記憶障害が出ました。佐藤さんの娘さんの場合もそうでしたね。うちの子はそのときの症状は一時的なもので回復したのですが、今月の十二日にまた大きな発作が起きました。たとえば、テレビのリモコンの使い方もわからなくなってしまいました。またみかんの食べ方がわからなくなりました。みかんを出したら「これどうやって食べるの」と私のほうを見るんです。カレーライスを出したときもそうです。

通信制高校でのスクーリングもあと四時間を十二月二十日までにこなさなければ単位が出ません。本人は今、ひどく辛い状態なのですが、勉強は続けたいと言っていますし、なんとかして切り抜けていきたいと念じています。家族で支え合って頑張っています。

5　これ以上、被害者を出さないために

このワクチンの被害者で私の娘よりも症状が重くて寝たきりで本当にどうしていいのかわからないという方も道内にいらっしゃいます。全国子宮頸がんワクチン被害者の会への問い合わせ数では、一一五〇名も被害者が出ています。そのうち登録者数三〇四名です。新しく発見される方が次々と出

てさらに数は増えている状況です。

北海道新聞で報道されていますように美唄市と恵庭市では被害者の医療費の助成をしてくれることになりました。議員の先生が頑張ってくださったおかげです。美唄市では接種した人全員にアンケート調査を実施しました。それによって三人が判明しています。またこのワクチンの接種は、直ちに止めるべきです。先ほど桜井先生の説明があったようにほとんど効果がなくて、害悪がこんなにひどいワクチンなのですから。

ここ苫小牧では被害者はいないとのことですが、本当はいるのだけれどまだわかっていないだけなのかもしれません。まだ気づいていない方が近くにいらっしゃるかもしれません。今日、ここにお集まりの方は、私の話を聞いて、いいものだと思って打ったワクチンによってこういうことが起きているという事実をぜひとも周囲の多くの人に伝えていただければと思います。

ワクチンが原因と気づくのがもうちょっと遅れていたら精神科に入院させていたかもしれません。私の娘も一時は入院を勧められていました。実際、知っている方で精神科に入院させられて、激しく痙攣しているときに暴れないよう強い薬を使われたり、拘束されて、親が会いに行ったら、よだれを垂れ流していて言葉もしゃべれず、意識もはっきりしないような状態になっている方が出ています。因果関係がわからないままにそういうことになっている例があちらこちらの精神科病院で起きている可能性があります。本当に怖いことになっています。

この日本で起きている現状を一人でも多くの方に知ってもらうことから始まると思って言います。本来このワクチンを接種していなかったら娘はきっと充実した高校生活を送っていたことでしょう。

ワクチンを接種したことによって壊されてしまった青春。とり返しがつきません。後悔の毎日です。子宮頸がんワクチンをすすめた国や大人たちは何も責任を取ってくれません。ましてや未だに一カ月二千人が接種しているのが現状です。これ以上不幸な少女を増やすわけにはいきません。そして一日も早く娘を元に戻してください。キラキラした青春を送らせてやりたい。それが願いです。

日本は本当にどうかしてしまった。失望ですね。でもこういう訴えに心から寄り添い励ましてくれる新しい出会いがたくさんあります。なので、絶対に、絶対に諦めずがんばります。

今日は長い時間、ご清聴ありがとうございました。最後に主催者の桜井議員はじめ、今日のお集まりの皆様には改めて感謝申し上げます。

＊　＊

佐藤さん、金澤さんとはその後も連絡をとっています。お二人は講演後から二〇一七年一月までについてのことを手記の形で書いて下さいました。それらは付記をご覧ください。

講演の中で紹介されている被害者の数値は当時のものです。二〇一七年二月現在、全国被害者連絡会は五百人以上の会員を擁する組織になっています。

三、ワクチンさえ打たなければ、剣道に打ちこむ健康そのものの娘だった
――山田真美子さんの娘さんのケース

このほかにも北海道内に被害者が多々おられることを佐藤さん、金澤さんからは伺っています。ま

た首都圏で何人かの被害者の方にお会いしてお話を伺っています。お会いした方から間接的な形でお名前や状態を伺っているケースもあります。名前を出しても構わないという方もいれば、そうではない方もおられました。

私が詳しくお話を伺ったケースでもこれまでにすでに単行本、週刊誌等にてほぼ同じ内容のことが紹介されている場合があります。たとえば、黒川祥子『子宮頸がんワクチン、副反応と闘う少女とその母たち』（集英社）には、二〇一三年三月に娘さんに被害が起き、その直後にできた全国被害者連絡会の代表となっている杉並区の松藤美香さん（ブログ「みかりんのささやき」のみかりんさん）の件をはじめ六事例が載っています。

斎藤貴男『子宮頸がんワクチン事件』（集英社インターナショナル）にも松藤さんはじめ実名で名前を出している方が登場しています。私がお会いしている被害者連絡会神奈川県支部長の山田真美子さん（横浜市内在住）もそのお一人です。以下に私が二〇一五年三月にお話を伺ったときのメモに基づいて山田さんの事例を簡単に紹介してみます。

山田さんの娘さん（次女）は、中学三年生であった二〇一一年八月にサーバリックスを接種した直後から副反応が現れています。横浜市の広報に「全額助成が来年三月で終わる」とあったので「九月までに一回目を打っておかないと有料になってしまう」と思って、かけこみのような感じで打たせてしまったのだそうです。山田さんはそのことを心底、後悔していると重ねておっしゃっていました。このようなことは広報を読んだ市内の他の家庭でもかなり起きていたのかもしれません。国や自治体の責任も問われるべきなのです。

山田さんの娘さんは、接種するまでは毎日剣道に打ちこんでいる元気な中学生でした。関東大会にも出場して活躍する腕前でした。手足の痺れや関節痛は、一回目のサーバリックス接種の後から起きていました。でも剣道の練習のやりすぎのせいかと思って湿布をしてやり過ごしていたそうです。やがて竹刀がうまく握れなくなる、落としてしまうという異常が現れ、足元がふらついて歩くのもたいへんになったそうです。

また眠っているときに突然、身体がピクン、ピクンと震えて止まらなくなるという異常も現れました。最初にそれを見たときはたいへん驚いたそうです。「まるで陸に上がった魚のよう」と山田さんは表現していました。そしてこれは何かただごとではないことが起きているのではないかと感じたと言います。ひどいときはその不随意運動が一日中続くそうです。杖をつかないとうまく歩けない日もありました。それに授業中に意識が飛んでしまって今何をしているのかわからなくなるということまで起きていたのでした。こうして登校できない日が次第に増えていきました。

娘さんの症状とワクチン接種との関係に気づくまでに時間がかかっています。ある日、テレビでこのワクチン被害のことが報じられているのを見てハッとしたとおっしゃっていました。早速、被害者連絡会に問い合わせ、紹介してもらった医師のところに娘さんを連れていきました。娘さんはその後も副反応の症状と闘いながら生活しています。

高校を卒業してガーデニングの専門学校に入学して勉強しているそうです。本当は剣道の世界で活躍できた経験を活かして警察官か自衛官になりたいと希望していたのですが、その夢は諦めざるを得なかった、でも毎日一生懸命に自分の今できることに取り組んで頑張っているとのことでした。（以

上、二〇一五年三月の聞き取りによる）

＊　＊

二〇一四年五月には『ＨＰＶワクチン副反応被害報告集』という冊子が、全国子宮頸がんワクチン被害者連絡会、薬害対策弁護士連絡会、薬害オンブズパーソンの三者の共編著の形で出ていて、全国の多くの被害者の事例が詳しく載っています。被害者とそのご家族の皆さんには、佐藤さん、金澤さん、山田さんの場合と同様に想像を絶するようなたいへんな苦しみの日々が続いています。

二〇一六年以降、東京、大阪、名古屋、福岡の各地裁で裁判が進められていますが、一刻も早く国と製薬会社が責任を認めて謝罪し、被害の補償をすべきです。そして被害者がワクチンを打つ前の身体に戻って普通の生活ができるよう、医療的にも福祉的にも最大限の努力がなされてしかるべきです。また重篤な副反応が起きていながら、自分がワクチン接種被害者であることがわからずに過ごしている方がまだまだ全国にたくさんおられるのではないかと思います。未発見の被害者の追跡に国や自治体は努めるべきです。

第二章　わずかな液体で私は青春を奪われた
——被害者および同世代の女子大学生の声

一、被害の当事者として同世代に今伝えたいこと
——子宮頸がんワクチンの副反応被害にあって

以下は、被害者のお一人、酒井七海さんが、二〇一六年十月十四日に東京大学教養学部の川人博ゼミ（「法と社会と人権」ゼミ）に招かれて話したときの内容を基にした原稿です。同ゼミのご厚意でここに掲載するものです。

今日は、このような場にお招きいただきましてありがとうございます。私は酒井七海と言います。子宮頸がんワクチンを接種して被害を受け、裁判を始めた一人です。

突然ですが、女性の皆さんで子宮頸がんワクチンを接種している人はここにどのくらいいらっしゃいますか？

今の女子大生の多くは、中高生のときに接種しているのではと思います。今日は、子宮頸がんワク

チンを接種してから私の身体に起きたことについて、そして、なぜ裁判することを決めたかについてお話ししたいと思います。

1　接種してから六年間、苦しみは今も続く

私は現在二二歳です。高校一年生の終わりの二〇一一年二月と三月にサーバリックスを接種しました。当時通っていた女子高で、黒板に貼られている子宮頸がんワクチンの案内を友人と見たこと、接種したレディースクリニックで中学時代の同級生数人と会ったことを覚えています。

新しいワクチンであることは知っていましたが、国が勧めているワクチンであり、公費助成の対象であること、筋肉注射のため痛いということ以外、今まで受けてきたワクチンと特に変わらないという説明を受け、がんをワクチンで防げるならと接種を決めました。

一回目の接種後、それまで順調だった生理がこなかったため、医師に相談しましたが、ワクチンとは関係がないと言われ、二回目を接種しました。その日の夜になってから一回目と比べて接種した右腕が腫れて痛いのが気になりました。翌日の夜、入浴後に突然失神し、四〇度近く発熱しました。それ以来、今に至るまで六年間苦しんでいます。多岐にわたる症状はくり返すごとに悪化し、新たな症状も出現してきます。自分自身の身体なのに思うようにならず、辛い毎日です。

2　高校の頃の夢と福祉を学ぶ今の大学での生活

私は子どもの頃から健康そのものでした。中学まではピアノの練習に励み、埼玉県のピアノコン

クールで金賞を受賞しました。また、緒方貞子さんの活動に感銘を受け、将来は人を助ける仕事に携わりたいと思い、弁護士を目指し、法学部への進学を希望していました。けれども、様々な副反応症状が時間とともに増え、高校三年生の十二月から何度も入退院を繰り返し、現役での大学進学はあきらめざるを得ませんでした。

浪人生となり予備校に入りましたが、歩行障害や失神、全身の脱力、記憶障害、漢字がわからなくなる学習障害などが一気に悪化し、通うことができたのは四月だけです。脱力で立てなくなり、椅子に座っていても自分の体を支えられず横に倒れてしまいます。お風呂もトイレも母に介助してもらっていました。普通の日常生活が送れなくなり、車いす生活になりました。

その後、高速を使って片道五時間もかかる静岡の病院への入退院などを経て、記憶障害の一部が改善し、二浪の末に昨年大学に入学することができました。

夢だった弁護士をあきらめて、福祉を学び始めています。今は特に地域政策に興味をもって取り組んでいます。福祉を学ぶうちに、いろいろな制度の狭間に落ちた人たちの声を拾い上げて支援につなげるというのは、自分がやりたかったことに近いと思うようになりました。大学へは、毎日母に車で送迎してもらっています。

高次脳機能障害のため、複数のことを同時進行することができないので、障害のある学生のためのサポートを利用しています。ノートを代筆してもらったり、校内の教室の配置や行き方が覚えられないため、教室間の移動を手伝ってもらっています。体力を考えながら作った時間割をこなすことで精いっぱいで、友達と遊びに出かけるなどの学生らしい時間を過ごすことはできません。

3　パイプオルガンなら弾けると思ったが

入学式のときにパイプオルガンの演奏に魅了され、オルガンのサークルに入りました。初めに触れたように私は小さい頃からピアノが大好きで、五歳の頃から習い始め、普通科の高校に進学してからも趣味で続けていくつもりでした。けれども、右手が思うように動かないうえに指の力が弱くなり、だんだんと音が鳴らなくなりました。もう弾けないかもしれないと思っていた私にとって、オルガンとの出会いはもう一度楽器を演奏する楽しさを思い出させてくれました。

ピアノと違い、オルガンは音を出すのにあまり力が要りません。私のキャンパスのパイプオルガンは、二階にあります。入学したばかりの頃は、杖と手すりを使って階段をのぼり、体験でパイプオルガンを弾くことができました。この時の、自分の音がチャペルに響く気持ちよさを今でも覚えています。

けれども今は、杖を使っても立つのが精一杯で、歩くことや階段をのぼることはできません。背もたれのない椅子に座ることができなくなり、オルガンの練習もできなくなりました。大学に入学し、新しい道を進み始めた一方で、症状は進行していました。

昨年の秋からは鹿児島で新たな治療を受けることになり、入退院を繰り返しています。そのため、残念なことに大学には半分以上通えていません。私の今の目標は、時間がかかっても大学を卒業すること、そして、サークルの卒業コンサートでパイプオルガンを弾くことです。また、卒業後は社会に出て働きたいと思い、そのために治療やリハビリを続けています。

4　こんなにひどい副反応なのに被害者にカウントされていない

現在、私は、手足が思うように動かず、握力は右が0、左は三kgしかありません。背もたれのない椅子で座位を保つことや、装具などを使っても歩くことができず、外出には車いすが必須です。右半身や背中、胸回りなどに常に電気が流れるような痺れがあります。手足が異常に冷たくなったり汗をかいたりします。頭痛、倦怠感、頻脈、手足の震え、硬直、耳鳴り、高次脳機能障害、視野欠損、音や刺激への過敏など他にもたくさんあります。生理は二年半以上ありません。

地元の病院では診療を受けられず、適切な治療を受けられる病院にたどりつくまで三年、この六年間で受診した病院は二〇カ所以上、ワクチンを接種してからの入院回数は二五回になりました。六年という時間は二二歳の私にとって人生の四分の一以上です。

たった何ミリかの液体。でもそれで人生が変わりました。十代は周りがどんどん変わっていきます。その中で取り残されていく辛さ、不安。この先、完治する日が来ても、苦しんで過ぎていった時間は二度と戻ってきません。

私は、子宮頸がんワクチンを受ける際に、接種することのメリットとデメリットに関して十分な情報を得られませんでした。また、副反応が出た後の国の追跡調査でも私はカウントされていません。当事者であるのに、結論しか知らされず、そこに至った経緯がわかりません。副作用があるワクチンの接種を国が勧めたのに、副作用によって起きた症状に対応する体制が医療・行政ともに整備されていないことにも苦しんできました。

二〇一六年七月に私たち被害者は、集団訴訟を起こしました。なぜ自分がこのような被害を受けたのか、なぜすぐに適切な医療を受けられなかったのか、なぜ自分の情報が国などに正しく届かないのか、知りたいです。また、国や製薬企業と私たちが向き合い、この問題の背景を明らかにすることで、今後同じようなことを繰り返さないでほしい、そのような思いから裁判することを決めました。

私たちの人生はこれからです。しかし、今の私は一人で行動することができず、定期的に遠方の病院にも通わなければなりません。自分の身体がどうなっていくのか、今後働くことができるのか、先が全く見えません。私だけでなく家族の負担も大きいです。

この裁判を通じて、国や製薬企業が私たちに起きている副反応の存在を認めてもらいたいと思います。また国には実態を十分に把握し、日本全国どの地域でも同じように治療を受けられる医療体制や、私たちが将来自立した生活を送れるような支援体制をつくってもらいたいと望んでいます。

5　副反応を発症してすぐの頃に戻りたい

最後に一つ、最近のエピソードを紹介します。これは、今だから思う、私個人の思いです。私は今、免疫を抑える治療をしているため、人込みを避けなければなりません。また、音や刺激に敏感になってしまったため『アナと雪の女王』以来、久しく映画館に行っていませんでした。先日久しぶりに、夕方の空いている時間に『君の名は』を母と一緒に観に行きました。タイムスリップして未来を変えるという内容で、帰りの車の中で、もしも過去に戻れるならいつに戻りたいかという話になりました。母は迷わず「ワクチンを打つ前に戻りたい」と言いました。でも、私の答えは違いました。もし皆さんなら、どんなことを考えますか？

実は私は、「副反応を発症してすぐの頃に戻りたい」と言いました。すぐに適切な治療を受けられていたら、ここまで悪化せず、後遺症も残らなかったはずです。副反応の早期診断と治療の必要性を医療機関や行政に理解してもらいたいのです。また、私は自分の身に起こるまで薬害のことを教科書やニュースの中でしか知りませんでした。被害を経験して、調べて初めて知った社会的な問題がたくさんあります。接種以前に戻ってしまったら、知らなかった自分に戻ってしまう。この経験を完全になかったことにはしたくない。そう強く思ったのです。

自分が被害者という立場になり、考えました。私は弁護士になりたかった。高校まで順調に進んでいた自分が、あの日ワクチンを打たずに今頃法学部に入っていたら、どんな自分になっていただろうか。夢が叶ったとして、自分が経験したことのない、どうにもならないような壁の前でもがき苦しんでいる人に本当の意味で寄り添える弁護士になれていただろうか。

そう考えたとき、苦しんでいる当事者の思いに近づくためには、もっと生の声をたくさん聴くことが必要だと思いました。弁護士としてではなく、被害者として法廷に立つことが本当はとても悔しいです。今でも、もし弁護士を目指せる身体に戻れる日が来たら、何歳になっていても法律を学んで挑戦したいと思っています。ですが、それと同時に今の自分には当事者にしかできないこと、自分の経験を語ることで未来の誰かの役に立つことができるのではと、そのような思いでこのような話をしています。

私の声が皆さんに届いて、何か考えるきっかけになったら、身近な問題として感じてもらえたら、そして周りにもこの声を広げてもらえたら、うれしいです。
ご清聴、ありがとうございました。（拍手）

二、日本女子体育大学の学生を対象としたアンケート調査の集計結果

私は日本女子体育大学に二〇一五年度と二〇一六年度に非常勤講師として勤務しましたが、二〇一五年度の講義の折にＨＰＶワクチン接種の実態とこのワクチンについての意識や認知度などを調べる簡単なアンケートを実施しました。実施は二〇一六年一月末です。二八八人の学生から回答が得られています。以下は、その単純集計結果です。

Q1　最近、次のようなことは起きていませんか。「ある」のもの全てに〇をつけて下さい。

		全体	（接種者、非接種者）
A	視野の異常（暗くなる・狭くなるなど）	五％	（六％、〇％）
B	光が異常にまぶしく感じられる	一一％	（九％、一五％）
C	ひどい頭痛が続く	八％	（八％、八％）
D	手足の指が自分の意志に反して不随意に動く	二％	（二％、二％）
E	突然、力が抜けたり手足に力が入らなくなる	六％	（七％、〇％）
F	何かにぶつかったり、転びやすくなる	九％	（八％、一三％）

G　めまいがする……………………………………………一四％（一五％、九％）
H　身体が全体的にだるく疲れやすい…………三一％（三八％、四二％）
I　月経不順が続いている……………………………一七％（一八％、一三％）
J　その他、何か気になる身体の不調があれば具体的に…………一％（〇％、四％）

Q2　あなたはこれまでに子宮頸がんワクチンを接種しましたか。
一、はい　八〇％　二、いいえ　一八％　三、よくわからない　二％

【Q2で「はい」と答えた方に】　非該当も含めて全体を一〇〇％

SQ1　それはいつでしたか。（二回以上打っている場合は一回目について回答）
一、二〇一〇年十一月以降、二〇一三年三月三十一日以前　五一％
二、二〇一三年四月一日以降、六月十四日以前　一二％
三、二〇一三年六月十五日以降　九％

SQ2　定期接種（学校等で勧められて）**でしたか、事業接種**（自己負担なし、たとえば「中学入学お祝いワクチン」）**、任意接種**（自己負担あり）**でしたか。**
一、定期接種　二二％　二、事業接種　二〇％　三、任意接種　一二％
四、よくわからない　二五％

SQ3　何回接種しましたか。一回、二回でやめた方はその理由を記入してください。

一、三回とも接種した　四八％　　二、一回、二回で止めた　一八％

三、よくわからない　一七％

SQ3SQ⇩「一回、二回で止めた」場合の理由

一、思ったより注射が痛かったから　二％

二、受けた後に副反応が出たから　一％

三、副反応の報道を見て心配になったから　二％

四、その他（　　　　）　七％

SQ4　自分が打ったワクチンがサーバリックスかガーダシルかわかりますか。

一、サーバリックス（二価型）　三％　　二、ガーダシル（四価型）　七％

三、わからない　七二％

SQ5　接種後に次のようなことはありませんでしたか。「ある」のもの全てに○をつけて下さい。

A　その場で気分が悪くなった　一％

B　その場で失神した　一％

C　しばらく腕や肩の痛みが続いた　四一％
D　後で重い症状が現れた　一％
E　その他の症状があった　一％

【Q2で「いいえ」と答えた方に】
SQ6　打たなかった理由についてお答え下さい。
一、学校等で定期接種をすすめられなかったので　七％
二、「危険なワクチンだから打つな」と身内や友人が言ったので　七％
三、危険なワクチンだと自分で調べて気づいたので　二％

Q3　このワクチンの副作用で重篤な被害者（不随意の痙攣、記憶障害、視覚障害、激しい頭痛が続くなどの症状）が出ていることをあなたは知っていましたか。
一、はい　五三％　二、いいえ　四四％

【Q3で「はい」と答えた方に】
SQ1　それを初めて知ったのはいつでしたか。
一、二〇一五－一六年　七％　二、二〇一四年　二五％
三、二〇一三年以前　二三％

SQ2（この講義以外に）どのような機会に初めて知りましたか。

一、大学の講義で（講義名　　　　　）　一％
二、ネット情報で　　　　　　　　　　　六％
三、新聞で（新聞名　　　　　）　一％
四、雑誌等で（雑誌名　　　　　）　〇％
五、テレビで（テレビ局と番組名　　　　　）　二五％
六、親など身内から聞いて　　　　　　　一五％
七、友たちから聞いて　　　　　　　　　二％
八、その他（　　　　　）　三％

Q4【再び全ての方に】あなたの周囲でこのワクチンを打った後に気分が悪くなったり、身体の調子が悪くなった人を知っていますか。「知っている」の場合、どんな状態だったか、その後、学校に普通に通学していたか否かについてわかる範囲で答えて下さい。

一、知っているし、わかる　　　　　　　一〇％
二、知っているが、よくわからない　　　一五％
三、特に知らない　　　　　　　　　　　七四％

SQ1「知っているし、わかる」の場合の症状（複数回答可）

A．その場で気分が悪くなった　二％

B．その場で失神した　一％

C．しばらく腕や肩の痛みが続いた　七％

D．後で重い症状が現れた　二％

SQ2「知っているし、わかる」の場合の通学状態

一、普通に通っている　八％

二、時々休んでいた　三％

三、休みが長く続いていた　一％

Q5　次のそれぞれの意見についてあなたは正しいと思いますか、それとも思いませんか。

A　子宮頸がんは定期検診によって十分に防げる。

一、正しい　六七％　二、正しくない　三三％

B　セックスの初体験が済んだ人がこのワクチンを打つとかえって子宮頸がんに罹り易くなることがある。

一、正しい　一八％　二、正しくない　八一％

C　子宮頸がんワクチンとされているが、百以上も種類のあるヒトパピローマウィルスのうち、特定の型（二種、四種）の傷口からの侵入を防ぐものでしかない。
一、正しい　四〇％　二、正しくない　五九％

D　日本人女性の九九％は子宮頸がんでは死なない。
一、正しい　三二％　二、正しくない　六七％

E　子宮頸がんワクチンの副反応は接種してからかなり時間が経って出ることもある。
一、正しい　七七％　二、正しくない　二二％

Q6　あなたは「子宮頸がんワクチンを打って以降も定期検診は必要だ」ということを知っていましたか。
一、はい　五五％　二、いいえ　四五％

Q7　あなたは「子宮頸がんワクチンを打って以降も定期検診は必要だ」ということをワクチン接種時に知らされていましたか。
一、はい　二一％　二、いいえ　一六％　三、よくわからない　四五％

Q8　あなたは「子宮頸がんで死亡する若い女性が増えている」という情報をこれまで耳にしたことはありますか。「はい」の人はそれが十分正確なものではないのを知っていましたか。
はい（⇩一、知っていた　二二％　二、知らなかった　三五％）三、いいえ　四二％

Q9　あなたはがん予防のためのリボンムーブメントについて知っていましたか。「はい」の人は自分がそれへの参加経験はありますか。

はい（⇩）一、参加経験あり　三％　二、参加経験なし　二二％）三、いいえ　七四％

Q10　あなたの身内（両親、兄弟姉妹、祖父母）にがんで亡くなった方、闘病中の方はいますか。

一、死亡者がいる　三四％　二、死亡者はいないが、闘病中の人はいる　七％

三、どちらもいない　五八％

Q11　あなたの身内（両親、兄弟姉妹、祖父母）に医師・看護師・薬剤師などの医療関係者はいますか。また厚生労働省や自治体の保健行政等の関係者はいますか。「はい」の人はその方からこのワクチンを打たないよう言われたことはありますか。

Ａ　医療関係者：　はい（一、ある　七％　二、ない　一三％）三、いいえ　七九％

Ｂ　厚労省関係者等：　はい（一、ある　一一％　二、ない　三二％）三、いいえ　五六％

■考　察

以上の結果についていくつかの点を確認しておきましょう。この大学は都内世田谷区にあり、全国から学生が集まっています。回答した二八八人のうち、自宅生が六四％、下宿・寮生が三二％ということがわかっています。対象とした講義は一、二年生の多くが履修する科目であり、一九九六、七年の生まれがほとんどです。

まずＱ２をみると、接種した人が八〇％という結果です。九六、七年くらいの生まれの世代の八割がこのワクチンをすでに打っていることになります。

ＳＱ１は、定期接種開始の二〇一三年四月以降かそれ以前なのかということで分けてみたのですが、定期接種前に五一％の人が打っていることがわかります。またＳＱ２は、接種の種類別の分類です。「よくわからない」が二五％と最も多いのですが、「定期接種」二二％以外に「事業接種」二〇％、「任意接種」一二％とかなりいることがわかります。これらのことから言えるのは「今打たないと損」というキャンペーンの効果はかなりあったということでしょう。

ＳＱ３では、接種した回数を訊いています。三回接種がほぼ半数ですが、「一回、二回でやめた」が一八％と結構いたことがわかります。

ＳＱ４では、自分が打ったワクチンがサーバリックスかガーダシルか知っていたかを訊ねたのですが、知っている人がどちらもごくわずかであったことがわかります。七二％は何も知らずに親に勧められるがままに、自分の身体にワクチンを入れてしまったということでしょう。中学生くらいなら無理はないかもしれませんが。

ＳＱ５は、接種後の変調を訊ねています。「しばらく腕や肩の痛みが続いた」が四一％と結構多いことがわかります。

ＳＱ６は「打たなかった理由」です。「危険なワクチンだから打つな」と身内や友人が言ったのでという人が七％いたことが眼を引きます。このワクチンの危険性についての情報は一部では流れていたのでしょう。私が取材した中でも「厚生労働省の関係者は自分の娘に打たせていない」という噂を複数の機会に聞きました。この考察の後に載せた学生のレポートも母親が打つのをやめさせたというケースです。

Ｑ３は、このワクチンで重篤な副作用が生じていることをどれくらいの人が知っていたかを訊ねたものです。「はい」が五三％とほぼ半数という結果でした。

ＳＱ１は、それを知った時期ですが、二〇一四年が二五％、二〇一三年以前が二三％という結果です。定期接種が開始されたのが二〇一三年四月で、中断が同六月。この前後に新聞、テレビなどでかなり大きく副反応のことが報道されたにしては二三％はやや少ないという感じもします。ＳＱ２は情報源ですが、「テレビ」が二五％、「親など身内から聞いて」が一五％という順でした。

Ｑ４は、周囲でワクチン接種後に気分が悪くなったり、身体の調子がおかしくなったりした事例があるかを訊ねたものですが、「知っているがよくわからない」が一五％、「知っているし、わかる」一〇％という結果でした。両者合せて二五％というのは、接種後にかなり多くこれらのことが起きていると見ていいのかもしれません。

Ｑ５は、子宮頸がんやこのワクチンについての知識の有無を試してみた設問です。いずれも「正しい」が正解なのですが、正答率が特に低かったのは、Ｂの「セックスの初体験が済んだ人がこのワクチンを打つとかえって子宮頸がんに罹りやすくなることがある」の一八％でした。このような情報がきちんと伝えられないまま接種が勧められていたということです。セックスをタブー視する風潮や性教育の不足などが影を落としているということもできるでしょう。

Cの「子宮頸がんワクチンとされているが、百以上も種類のあるヒトパピローマウィルスのうち、特定の型（二種、四種）の傷口からの侵入を防ぐものでしかない」も四〇％にしか知られていないことがわかります。一部で「このワクチンで子宮頸がんの七割が防げる」というまちがった情報が流れていたことがわかっていますが、推進派の医師たちの言説がメディアも加担する形で誇張されて伝わってしまった状況になっていたことがここに現れているのかもしれません。

Q6は、「接種後も定期検診は必要」ということを知っていたか否かを問うものですが、「はい」が五五％にとどまっています。ワクチンさえ打てば大丈夫というまちがった理解がかなり広範になされていたことがうかがわれます。

Q7は、「接種後も定期検診は必要」ということを接種時に知らされていたか否かを訊いています。「よくわからない」が四五％でしたが、「はい」が二一％いたことは注意しておくべきです。接種する側に十分な知識がなかった、現場に正確な情報が与えられていないままの状態で無責任に接種が進められたという事実が浮かび上がってくるからです。

Q8で訊いている「子宮頸がんで死亡する若い女性が増えている」という情報は、別の箇所で記したとおり、危機を煽るために意図的にまき散らされたものですが、聞いたことはあってもそれが正確なものではないことを知らなかったのは三五％もいたことがわかります。大がかりな大衆操作がなされた結果、すっかりだまされてしまった人が日本中にいたということです。

Q9は、がん予防のためのリボンムーブメントを知っているか、知っている場合、それに参加しているかどうかを訊ねたものです。参加経験のある学生は三％です。どのような形で参加したのかまでは訊ねていませんが、この大学には「がん予防教育」の専門家がおり、ゼミもありますからそのルートで参加がなされていた可能性はあります。「がん予防教育」ではワクチン接種も検診も熱心に勧められています。

Q10は、クロス集計を考えて身内にがん患者がいるかどうかを訊ねたものです。がん患者がいる場合に予防に熱心になり、自費による任意接種が多くなるのではという仮説が考えられますが、まだ十分な解析は行っていません。

Q11は、身内に医療関係者（A）、厚生労働省や自治体の保健医療行政等の関係者（B）がいる場合には、このワクチンの危険性についての情報が流れていて「接種しない」という選択に結びついたのではと考えて訊ねてみたものです。医療関係者等で「ある」が七％、厚生労働省等で「ある」が一一％という結果になっています。やはり情報格差があったということでしょう。何も知らない人が接種して被害にあってしまったということなのだろうと考えられます。

なお、冒頭に訊ねたQ１（身体の異常）については、接種者と非接種者でも結果を出してみました。両者でそんな大きな違いがあるわけではありません。むしろ非接種者のほうが多かったりしています。日々スポーツに打ち込んでいる学生たちであるということを考えると「身体が全体的にだるく疲れやすい」が非接種者でも多いのは頷けるでしょう。

接種者だけに見られるものでは、「視野の異常」、「突然、力が抜けたり手足に力が入らなくなる」がありますが、これだけでは何とも言えません。サンプル総数が二八八というサイズの調査の限界かもしれません。

ただし、Q1のA～Jのうち、六個以上○がついている学生が六人、四個以上○がついている学生が一六人いました。全て接種者です。これらの学生はもしかしたら、ワクチン接種の副反応がみられるのかもしれません。無記名のアンケートでしたから誰かはもちろんわかりませんが、体調が思わしくない状態が長く続いている学生は医療機関でより詳しく調べてもらったほうがいいでしょう。

三、二〇一六年度の日本女子体育大学学生のある学期末レポートから

HPVワクチンの危険性と不要性、またそれが導入されるに至った政治的裏取引などの経緯については、二〇一六年度の「現代文化論」という科目の中で取り上げています。二つの教室合わせて三百人ほどの受講者がいました。実に多様な文化現象を扱ったのですが、そのうち「現代日本の健康増進文化」というテーマを取り扱って「健康増進法」の問題点などに触れた折にかなり詳しく説明しました。

この科目の学期末レポートは、講義全体から任意の一つのテーマを選んでまとめてもらったのでテーマも多様になりましたが、HPVワクチンの問題を取り上げたものも数件ありました。ここに載せるレポートは、「母親が打たなくていい」と言ってくれたので打たずに済んだという趣旨のことが記されているケースです。ここからわかるのは情報格差があったということでしょう。何も知らない人が接種して被害にあってしまったのです。

北海道新聞　2016年（平成28年）7月28日（木曜日）　16版　第2社会　30

ワクチン副作用で提訴

子宮頸がん　道内女性ら63人

国が呼び掛けた子宮頸《けい》がんワクチン接種の後に記憶障害や体の痛みなどの重い症状が残ったとして、道内を含む全国の女性63人が27日、国と製薬企業2社に損害賠償を求め、東京、大阪、名古屋、福岡の4地裁に一斉提訴した。

原告は、札幌や恵庭など道内の5人を含む23都道府県の15～22歳。2社は、ワクチンを製造販売した英グラクソ・スミスクライン（GSK）と、米メルクの子会社MSD。

国は2009～11年に2社のワクチンを承認。10年11月から接種への公費助成を始め、13年4月からは小学6年～高校1年の女性対象の定期接種とした。

訴えでは、国が、安全性が十分確認されていないワクチンを承認し、積極的に接種を呼びかけたことは違法とし、2社にも製造販売した責任があるとした。1人当たり精神的苦痛に対する慰謝料1500万円の支払いを求め、今後さらに治療費などを上乗せする。

厚生労働省は「訴訟については、コメントは差し控えたい」とした。GSKは「世界136カ国で承認されており、有効性が副作用のリスクを上回ると確信している」とし、MSDは「法廷で証拠を提出する。（原告の）主張に根拠はないと信じている。女性を子宮頸がんから守るには接種が重要」との声明を出した。

定期接種となった直後の13年6月、健康被害を訴える声が相次いだことを受け、国は接種の積極的な呼び掛けを中止した。原告は64人の予定だったが1人が急きょ入院し、63人となった。

国の接種勧奨、是非争点

子宮頸がんワクチン接種後の健康被害を訴える全国の女性63人が国と製薬企業に損害賠償を求めて提訴したことで、接種の積極的な呼び掛け（勧奨）を国が行ったことの是非が法廷で争われる見通しとなった。国と製薬企業は、接種と健康被害の因果関係についても全面的に争うとみられる。医師の団体などは接種の勧奨再開を求める動きを強めており、訴訟の行方が注目される。

「健康な人に接種するワクチンのあり方と、国が接種を勧奨する要件を、根本的に問いたい」。原告側弁護団の水口真寿美代表は27日、東京都内で記者会見し、国による接種の勧奨が適切だったか正面から争う姿勢を示した。

わずかな液体　人生変えた　原告会見

会見には、今も頭痛などに悩む本州の原告6人も参加。接種後に歩行障害などに陥った埼玉県の酒井七海さん(21)は「たった何㍉㍑かの液体で、人生が変わった。ワクチンを受ける際に、薬のメリットとデメリットに関して十分な情報を得られなかった」と訴えた。

厚生労働省によると、ワクチンは今年4月末までに339万人が接種を受け、2945人から副作用の報告があった。

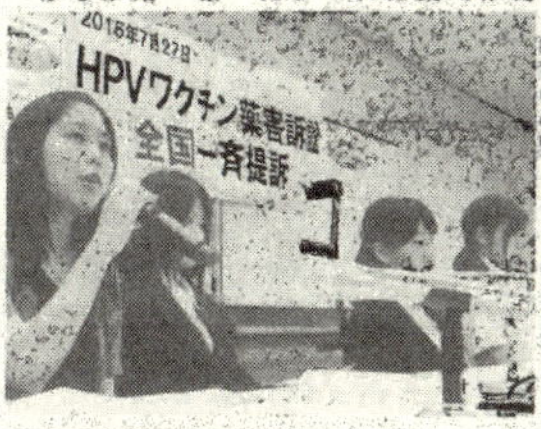
2016年7月27日
HPVワクチン薬害訴訟
全国一斉提訴

提訴後に記者会見し、子宮頸がんワクチン接種後の健康被害を訴える原告の女性たち＝27日、東京都内（大城戸剛撮影）

弁護団は、過去の副作用報告で重症者が出る割合が他の定期接種ワクチンの6倍以上で、危険性は明らかと主張。また、ワクチンは、子宮頸がんの原因となるウイルスの50%の型にしか予防効果がないなど有効性は低く、国が接種勧奨するほどの条件は整っていなかったと訴えた。

ただ、接種勧奨をめぐっては、世界保健機関（WHO）が昨年12月、「薄弱な根拠によって有益なワクチンを使わないことは、実質的な損害につながる」とする声明を出し、勧奨を中止している日本を批判。日本小児科学会など17団体も4月、ワクチンの有効性は示されているとして勧奨の再開を求め、原告側の見解と激しく対立している。

また、ワクチン接種と健康被害の因果関係について、国は「必ずしも明らかではない」との立場だ。因果関係については、医療訴訟の過去の判決で、厳格な科学的な証明までは求めず、「一般人が疑いを差し挟まない程度の証明ができれば良い」とした判例もある。救済を重視する傾向にあり、原告側にどこまで因果関係の立証責任を求めるかも焦点となる。

2016年7月28日付『北海道新聞』（日本女子体育大学2016年度「現代文化論」（Modern Culture)」資料

当日の配布資料として二〇一六年七月二十八日付の『北海道新聞』の「ワクチン副作用で提訴　子宮頸がん　道内女性ら六三人」という見出しのついた記事、および二〇一三年十月二十五日付の一面コラム「卓上四季」記事を使いました。後者は、星新一の「流行の病気」という作品に触れているものです。政府がウイルスをまき散らし、国民に新薬を買わせる政策をとる話です。さらに「導入されるに至った政治的裏取引」という私の書いた次のような文書も配布しています。

「子宮頸がんワクチン」の正体

「子宮頸がんワクチン」なるものを打つべきかと迷っている人は打つのを絶対にやめよう。このワクチンは、イラクサギンウワバという蛾と酵母を使った遺伝子組み換え商品である。グローバル資本である巨大製薬会社が強欲に利潤追求をめざしている背景を知らねばならない。

あたかもいいものであるかのような宣伝が多々なされているが、打っていいことは一つもない。効果とされているのは、特定の型のヒトパピローマウィルスの基幹細胞への侵入を食い止めるだけである。そのために高い抗体価を無理をして維持している。強力なアジュバント（免疫増強剤）を入れて自然免疫システムをわざと乱している。そのアジュバントの成分が脳の中枢神経を冒すために人によっては重篤な運動障害、記憶障害などが発生している。

このがんはワクチンではなく検診で十分に対処できる。「若年女性に子宮頸がんが増えている」というのは大うそである。「微細な徴候も見逃さない」方針により調べる数が激増しているために「異形成」の発見数が増えているだけのことにすぎない。「異形成」とは前がん状態でがん未満のもの。若年女性の死亡者も増えていない。

打たれたワクチンによって数年後に遅発性の症状が出てくる事例も実際にはかなりある。対米従属構造の中で巨大製薬資本（メガファーマ）に操られ、その手先となってしまっている日本政府にだまされてはいけない。定期接種になると、公費助成で国庫から年間三百億円も支出される。ワクチン会社はこれで安泰となる。熱心にロビイ活動を行うわけである。

導入にあたっては、実は政治的な裏取引があった。二〇〇九年、日本政府は、新型インフルエンザワクチンが流行するのではとの予測に基づいて十月一日に七七〇〇万人分のワクチンを確保するという方針を立て、国内外の製薬会社にワクチンを大量に注文した。外資系の会社ではノバルティスとグラクソ・スミスクラインが受注した。

ところが、インフルエンザは予想したほど流行せず、ワクチンは必要なくなった。日本政府に対してノバルティスは違約金を要求し、九二億円を日本政府は支払った。グラクソ・スミスクラインは「違約金は要らない」と言ってきた。但しその代わりに「うちのヒトパピローマウィルスワクチンを買って使え」と言ってきた。こうして同社製のサーバリックスが臨時に無料で接種された。無料なら接種しようと思う人は多い。「今打たないと損と思わせて」。そして……。

以下のレポートは、右記の配布資料に刺激されて書かれたある学生のレポートの一部です。接種の状況についての一つの貴重な証言であるとともに、彼女が私の講義を聴講してこの問題をどう受け止めたかがわかる内容です。

学生のレポート

(前略) 私は、子宮頸がんワクチンを接種していない。それは母のおかげである。中学生のときに、子宮頸がんのハガキが送られてきた。周りの友達はみんな接種していた。私は、子宮頸がんワクチンは、いつも打つインフルエンザのワクチンと同じようなものと考えていた。習い事が忙しく、まだ打ちに行ってないだけだと思っていた。友達が「無料のうちに打たないと、と思っていた」という話を聞き、私は母に「打ちに行かなくていいの？　周りの友達も無料のうちに打っているよ」と言った。すると、母は「あのワクチン怖いから、打たせてないの」と言った。私はインフルエンザワクチンみたいなものであると考えていたため、なぜ危ないのかよくわからなかった。確かに「打ってから腕が痛い。筋肉注射って聞いたから、それが原因かな」と先生に相談している子が二、三人いた。先生は「日が経てば、痛みは消えると思うよ。大丈夫」と声をかけていたことを思い出した。私はできれば注射を打ちたくないので母に打たなくていいと言われたからラッキーだと思い、真相を知らないままに過ごした。

井上先生の授業で真相を知り、本当に驚いた。私の中学校では重篤な被害者は出ていなかったため、なおさら驚いた。国が推奨し、厚労省が窓口になっている。メディアも推奨してしまっている。国がやっていることだから大丈夫と思ってはいけないということがわかった。中学生のときに、メディアは本当のことを言っているかどうかわからないから、自分で多くの情報から正しい情報を見極めることが大事だと学習した。まさか国がとは考えなかった。国ぐるみでテロを行っているとしか考えられない。無料接種するということは莫大な税金が使われることになる。

日本人女性が生涯に子宮頸がんに罹る可能性は一・一％にすぎないのに、あたかもこのワクチンでがんが予防できるかのような過大広告。安全性が十分に確認されていないワクチンを国が承認し、積極的に接種を呼びかけた。「違約金ではなく、このワクチンを使え」と言われたときにもっと別の方法があったのではないかと思う。厚生労働省の役人たちは裏事情を知っているから自分の娘にはこのワクチンを打たせていない。言っていることとやっていることが矛盾していて、悪意があるようにしか考えられない。文科省が、教育委員会を通して形式的な調査を実施した。三〇日以上休む子だけを被害者と認めた。そんなのは重い症状の子だけなのにたいしたことないというのをみんなに植え付けようとしているのではないかと考える。本当にこれも悪意があるようにしか思えない。厚労省は症状との因果関係を調べる専門部会を設置し、多くの副反応報告が集まったが、針を刺した痛みが引き金となった「心の反応」だとし、ワクチンは原因ではないと結論づけた。心理的なものだとあいまいにし、楽な対応をしている。へ理屈としか思えない。被害者に寄り添う気持ちが全くない。形式的な調査をし、発表しているだけである。まだ打ちたければ打てる自由がある。禁止したほうがいいと私は考える。だが「接種を再開しろ」という人がまだまだたくさんいるのが現状である。

井上先生の授業を受けていなかったら、全く知らないまま生きていたと考える。ニュースをきちんと見ていなかったこともあるが、本当に知らなかった。正しい情報を見極めるには、小規模な新聞のほうが真実ということもあり得るのだと思った。大規模なものは厳選されたものだけになってしまうからである。（後略）

この大学の学生たちは、日々何らかのスポーツに打ち込んでいます。将来、保健体育の教員や警察官、自衛官、消防士などをめざしている学生が多いとも聞きました。二年間担当してみて、まじめですなおな学生が多いという印象を持ちました。特に二年目は毎回予習課題を出すスタイルで進めたのですが、多くの学生は言われたことは本当にきちんとやってくるのです。そのまじめさには感心しました。それに自分が世の中の役に立ちたい、困っている人を助けたいという志の学生に多々出会えました。すばらしいことです。

ただ、概して課題をあまりに額面通りに捉えて受け止めてしまうので、横断的な広がりや独創性に欠けてしまう嫌いもないわけではないと感じました。お行儀がよいものが多くて、型破りの面白さのあるレポートにはあまり出合わなかった感じがします。むろん一部例外もありましたが。

それと物事を斜めから見ていく社会学的な思考方法というものになじんでいないので、私の講義内容に戸惑っている学生も結構いるのだろうなとも感じていました。多くの学生たちには特に国や政府、つまり「お上」が進めていることを批判的に考えるという習慣がこれまで皆無だったのでしょう。スポーツに打ち込んでいる以上、その競技の指導者とかコーチとか先輩といった目上の人の言うことに対して従順である前提で成り立っている世界に身を置いて生きてきたのでしょうから。そういうハビトゥス（知らず知らずのうちに身についてしまっている習慣）が内面化されている学生たちにとって私の講義はどう受け止められたのでしょう。ある意味では、彼女たちに大きなカルチャーショックを与える「現代文化論」となったのかもしれません。

そうであるだけにそのような環境の中から右に紹介したレポートが出てきたことを嬉しく受け止めています。同じ世代の女性たちが「ＨＰＶワクチン薬害訴訟全国一斉提訴」と書かれた横断幕をバックにマイクを持って訴えている北海道新聞記事の写真が効果的だったのかもしれません。あるいは星新一による「流行の病気」の刺激もあったでしょう。国がやっていることだからといって信用できるとは限らないということを今回の事件を通して、この回の講義を通してこの学生はしっかりと学んでいます。

たとえば、「厚労省は症状との因果関係を調べる専門部会を設置し、多くの副反応報告が集まったが、針を刺した痛みが引き金となった『心の反応』だとし、ワクチンは原因ではないと結論づけた。心理的なものだとあいまいにし、楽な対応をしている。へ理屈としか思えない。被害者に寄り添う気持ちが全くない」といった書き方には彼女の強い憤りが表現されています。マスメディアに対する認識と態度も変わったようです。さまざまな利害が絡んで報道がなされている、その中でのサバイバルのためには自分で確かな情報を集めなくてはならない、そう学んだことは大きいと思います。

右に述べてきたのは、何もこの大学のことだけではないでしょう。どこかの大手の教員養成系大学とか、事実上、官僚養成系大学と化しているどこかの国立大学などにも言えることです。学校現場の保健体育の先生たちの多くが、上から言われるがままにHPVワクチンの接種を生徒たちに勧めてしまい、犠牲になる少女たちが増えるのに貢献してしまったという事実を、本当に深いところから我々は反省しなければならないのです。

それから、順番が逆になりましたが、酒井七海さんの講演の記録を読んで私が驚き、感銘を受けたのは、「過去に戻れるならいつに戻りたいかという話になったときに「ワクチンを打つ前に戻りたい」ではなく、「副反応を発症してすぐの頃に戻りたい」と言っている点です。あの痛みや辛さの経験をけっして忘れたくない、反省の気持ちを持ち続けたい、そういう強い意志がこの言い方からは感じられます。厚労省のお役人などにも聞いてもらいたい講演であったと思います。

第三章　ＨＰＶワクチンは直ちにやめるべき
——医師たちによる、その不要性と危険性の指摘

先の二つの章で被害者の実態について具体的に見てきました。

副反応の発生件数については、二〇一三年三月二十八日、はたともこ参議院議員が参議院厚生労働委員会で質問したときの資料があります。どんなワクチンでも一定数の副反応の被害者が出てしまうものなのですが、「子宮頸がん予防ワクチン」ではその数が桁違いに多いのです。はたさんの資料によると、副反応はガーダシルでインフルエンザワクチンと比べて二六倍、サーバリックスで同じく三八倍、重篤な副反応は、ガーダシルでインフルエンザワクチンと比べて二四倍、サーバリックスで同じく五二倍も多く発生しています。

一〇〇万人あたりどれくらい副反応が発生しているかというと、これまでの定期の予防接種では三一件でしたが、「子宮頸がん予防ワクチン」は二三二件に上ります。これだけの甚大な被害者が現実に出ているのですが、それほどの危険を冒してまでこのワクチンを接種するメリットは本当にあるのかということが気になってきます。

結論を先に言えば、このワクチンの接種は予防効果という点で医学的にはほとんど無意味のようなのです。それどころか含まれている成分のために副反応のリスクが高く危険。どうしてそう言えるの

かにかかわる説明が欲しいところです。以下ではそのことについて医師たちの協力を得てできるだけわかりやすく説明してみたいと思います。

一、信頼する医師たちからの気になるコメント

何人かの信頼する医師たちにこのワクチンについてどう考えているかと訊ねてみたのですが、返ってきたコメントのうち四つほどを以下に列挙してみます。

a「実はこのワクチンの効果は『風が吹けば桶屋が儲かる』というくらいの話なんですよ。『ウィルスの侵入⇩異形成⇩がんの発生』というはっきりしない仮説に立脚したワクチンなのに副反応のほうはひどい。重篤な人がかなり出ています。実際には『百害あって一利なし』と言っても過言ではないと思います」

b「私は別にワクチンを全て否定するような立場ではありませんが、このワクチンは従来のワクチンと原理的に違うものなんですよ。ある意味ではワクチンとしての体《てい》をなしていない。その点の説明が一般の方に対してきちんとなされていません。そのことがまず大きな問題です」

c「そもそも推進派の医師たちは、ワクチン接種の後でも検診をするよう勧めているでしょう。自ら

このワクチンは無意味だと言っているようなものだと思いませんか。それから検診の勧めにも実は落とし穴があるんですよ。ワクチンがよくないから定期検診をきちんと受ければいいという言い方ってよくあるでしょ。あれはあれで実は問題なんです」

d「推進派の医師たちの多くは、よほど不勉強でもない限りは、本当はこのワクチンの胡散臭さ、危なさ、無意味さをよく知っているはずです。でもさまざまなしがらみがあって本当のことをなかなか言えないんですよ」

どれも聞き捨てならない言い方です。dの「さまざまなしがらみ」とはどのようなものかは後で検討しましょう。これは医療業界の根深い体質にかかわってくる、政治的要素が絡んでくる問題です（第五章参照）。

cについては、ある意味ではそのように勧めている場合はまだいいほうであるというべきかもしれません。というのも接種の際に「接種後も検診は必要だ」という説明がきちんとした形でなされているのかというと全然そうではないからです。先にみた酒井七海さんの場合もそうでした。「このワクチンさえ打てば子宮頸がんには罹らない」と思い込ませるような説明が接種の現場では多くなされていたのです。

それから「検診の勧めにも実は問題がある」というのも気になりますね。これについても後ほど別途説明することにします（第六章参照）。

それでは残るaとbは、どういうことなのでしょう。本章では以下にその回答を記していくことにします。

本章第二節は、このワクチンの正体とは何かについての解説です。「元・国立公衆衛生院疫学部感染症室長」の肩書をお持ちでウィルス学、公衆衛生学の専門家であり、医学博士の母里啓子《もりひろこ》さんにお会いして伺ったお話を参考にし、母里さんが市民向けにわかりやすく書いた『もうワクチンはやめなさい』（双葉社、二〇一四年）の記述などを基にしてまとめたものです。

その際に産婦人科医の立場からこのワクチンの不要性を早くから訴えて来られた小松短期大学特任教授の打出喜義さんが二〇一六年十一月十二日に「患者の権利オンブズマン秋期研修会」という場で講演したときの資料、やはりこのワクチンの危険性を早くから訴えて来られた佐藤荘太郎医師の監修しているブックレット『こんなにあぶない子宮頸がんワクチン』（合同出版、二〇一三年）、および近藤誠医師の『健康診断は受けてはいけない』（文春新書、二〇一七年）なども参考にしています。

第三節は、なぜこのような副反応が起きてしまうのか、なぜこのワクチンは危険なのかについての解説です。ＮＰＯ法人医薬ビジランスセンター代表で内科医の浜六郎さんにＱ＆Ａの形で回答していただいています。浜さんはこれまでに薬害や現在の過剰医療体制のもたらす薬の出し過ぎなどについて専門家として警鐘を鳴らしてきました。同センター刊行『薬のチェックは命のチェック』誌のワクチン関連の特集各号でもこのワクチンの問題点を指摘しているのですが、ここでは、「ＨＰＶワクチンの作用と害反応について」という『性の健康』誌一四巻一号（二〇一五年六月、性の健康医学財団発行）に掲載の論稿を参考にまとめました。

図３－１　子宮がんには子宮体がんと子宮頸がんがある

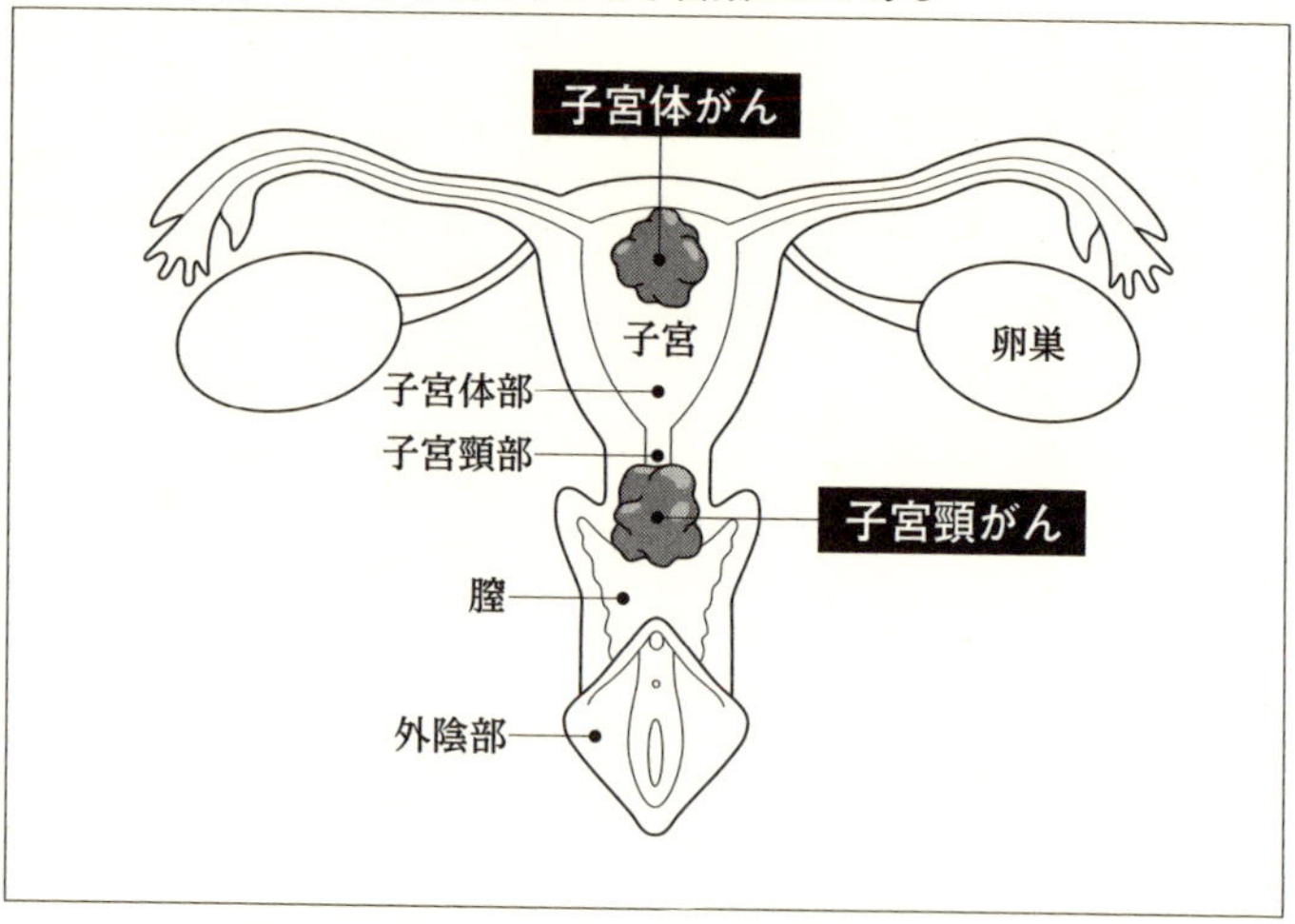

（出典：斎藤貴男『子宮頸がんワクチン事件』37頁より）

先に少しだけ紹介しておきますと、浜さんは、『薬のチェックは命のチェック』五二号（二〇一三年十月発行）で「子宮頸がん予防を謳うＨＰＶワクチンの接種はただちに中止すべき」との結論を科学的検証に基づいて出しています。効果と害を比較して害のほうが遥かに大きいからです。

なお、以下を読む際の大前提として押さえておいて欲しい重要な事実がさしあたり二点あります。一つはワクチンの「効果」とされているのは性行為で子宮頸部にできた微細な傷からウィルスが子宮頸部の粘膜細胞内に入り込むのを防ぐことだけである点、もう一つは、日本の女性が生涯に子宮頸がんに罹る率は一〇万あたり二・七五–五・五人にすぎず、感染しても免疫でやっつけるので九八–九九％はがんにならず、万一がん化しても四人に三人は子宮頸がんでは死なないという点です。

それから子宮頸部とは女性の生殖器の中のどのような場所かを最初に示しておきます（図３–１）。

子宮がんには子宮体がんと子宮頸がんがあります。今問題となっているのは、子宮頸がんのほうです。

二、このワクチンの正体とは何か

1 「子宮頸がん予防ワクチン」ではなく「ＨＰＶワクチン」

まず、「子宮頸がん予防ワクチン」とは実は通俗的な呼び方にすぎません。このような呼び方を日本では普通にしていますが、このワクチンは、正確には「ヒトパピローマウィルス（Human Papilloma-Virus）ワクチン」とか、あるいは「ヒトパピローマウィルス感染症予防期待ワクチン」と呼ぶべきものなのです。

名称のためによく誤解されてしまうのですが、正確には子宮頸がんそのものを予防するワクチンとは言えないのです。そうではなくて、子宮頸がんの発症に関係するとされているヒトパピローマウィルスのある種のものをターゲットにする予防接種にすぎません。しかも「予防期待」としているのは「予防」とはっきり言い切れるかどうかわからない程度の効果という意味です。

パピローマとは乳頭のような尖ったイボのことです。ですからヒトパピローマウィルスは日本語にすると「ヒト乳頭腫ウィルス」となります。ちなみにこのウィルスはヒトにだけくっついてイボをつくります。イヌにくっついてイボをつくるのがイヌパピローマウィルス、ウサギにくっついてイボをつくるウサギパピローマウィルスなどもあります。くっつく動物はウィルスによって決まっています。そうした事情を踏まえて、以下では「ＨＰＶワクチン」と呼ぶことにします。

ヒトパピローマウィルスは実は百種類以上あります。そのうち子宮頸がんを引き起こす可能性の高いものは一五種類あるとされます。しかし、現在使われているHPVワクチンによって感染を予防できるとされているのは16型と18型の二つだけです（ガーダシルには、陰部にできるイボである尖圭コンジローマ予防用に6型、11型も入っています）。

海外ではこの二つの型が七〇％の子宮頸がんの発生にかかわっているとされます。しかし日本ではこの二つの割合はもっと低くて、最も信頼できる研究では、五〇％くらいにすぎません。日本人に多いとされる52型、58型には対応していません。（だからと言ってこれらにも対応する新しいHPVワクチンをつくればいいという話ではないのです。この点については、後述するアジュバントの説明参照。）

「子宮頸がんはヒトパピローマウィルスが原因となって発症するのではないか」という仮説が登場し、ドイツのハラルド・ツアハウゼンという学者によって、子宮頸がんのがん細胞の中から同ウィルスのDNAが発見されたのが一九八三年、その後、彼の説に基づき、製薬会社によっての16型と18型に対応するHPVワクチンが最初につくられたのは二〇〇六年。

ついでながら、ツアハウゼンはこの発見の功績でノーベル生理学・医学賞を二〇〇八年に受賞しています。ノーベル賞の受賞はHPVワクチンがつくられてから二年後です。そして発見からは二五年も時間が経っています。穿った見方をすれば、ノーベル賞はHPVワクチンが商品開発のめどがたった後で権威づけのために与えられたという可能性は否定し切れません。ノーベル賞の権威はたいへんなものですから。今やこの賞も世界を席巻する巨大製薬資本の利潤追求の動き、グローバル化の動き

図3-2　がんにまでなるのはごく一部のみ

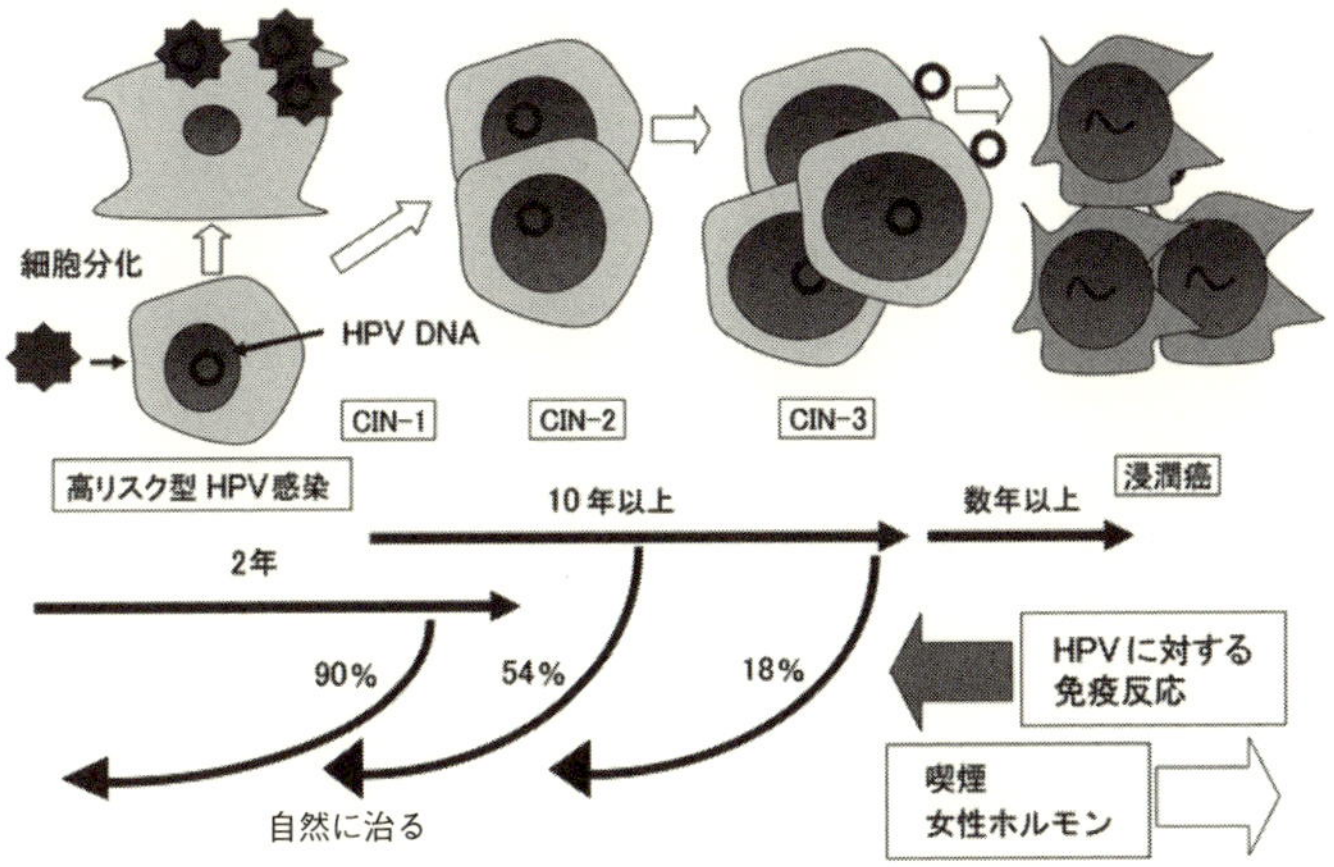

（2016年11月12日、患者の権利オンブズマン秋期研修会　打出喜義医師による講演「子宮頸がんワクチン――その有効性と必要性への疑問」での使用スライドより）

に取り込まれているのです。権威にだまされないことです。

2　仮に感染してもがんにまで進むのはごくわずか

さて、ツアハウゼンの発見に基づいてワクチンを製造するということになった際の基本的な考え方は、子宮頸がんは、性行為によって子宮頸部粘膜に生じた微細な傷からＨＰＶが粘膜細胞に侵入し、感染が数十年にわたって持続した後に発症するというものです。

ただし、肝心な点ですが、仮にＨＰＶに感染してもがんに至るのはごく稀なのです。これは先ほどの前提で言ったとおりです。特に恐ろしいウィルスというわけではそもそもないのです（図3-2）。

子宮頸部の粘膜の下にはどんどん新しい細胞ができ、ウィルスに感染した古い細胞は剥がれ落ちてしまいます。感染して細胞の形が変わることがあり、これは異形成と呼ばれます。しかし異形成になってもほとんどの場合、やはり剝がれ落ちてしまいます。ごくまれにそれが剝がれ落ちないことがあってそれを持続感染と呼びます。これもまだがんではありません。そして仮にがんになったとしても、それで必ず死に至るわけでもないのです。

HPV感染 ⇩ 子宮頸部上皮内がん（CIN1⇩CIN2⇩CIN3）⇩浸潤がん、という順で進むとよく解説されていますが、「上皮内がん」の三つのステージを識別することは実際にはそんなに厳密なものではなく、定義次第で「前がん病変」とされてしまうことがある点は要注意です。治療の数を増やしたい場合、どのステージにするか迷った医師が無意識のうちにでも「前がん病変」としてしまうことはありうるのです。

それからこれも大事な事実ですが、「若い女性の子宮頸がんが増えている」という言い方は正確ではありません。検査機会が増えているので「異形成」の発見数が増えているということが誇張して伝えられているのです。恐怖を煽らんがためと思われます。

子宮頸がんで死亡した人の数は二〇一一年で一〇万人当たり四・二人。他のがんと比べて特に多いわけではありません（図3-3）。また同年の年齢層別の日本女性の子宮頸がんによる死者数をみると、二十代から三十代という若い層ではきわめて少ないことがわかります（図3-4）。

ちなみに近藤誠さんは「処女に子宮頸がんは生じないというのが医学世界の定説です。それゆえ百歩ゆずって検診に意味があるとしても、性交未経験者のがん検診は不要です」（近藤誠『健康診断は受けてはいけない』文春新書、二〇一七年、六四-五頁）と述べています。若い人にもやたらと検診を勧め

図 3-3　がんの種別による死亡率（10 万人あたり人数、2011 年）

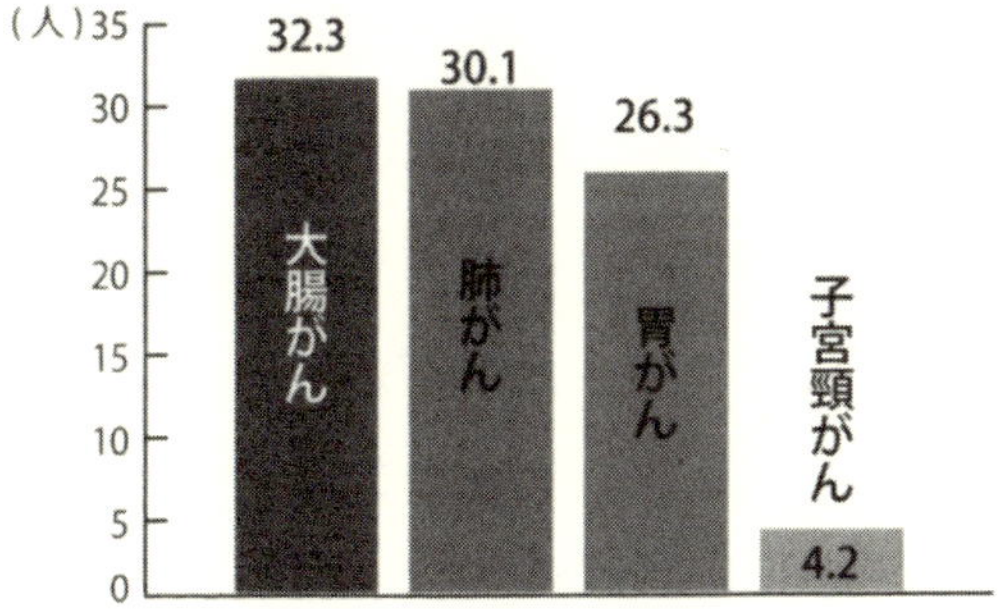

（出典：安田美絵著、佐藤荘太郎監修『こんなにあぶない子宮頸がんワクチン』32 頁より）

図 3-4　年齢層別、日本女性の子宮頸がんによる死者数（2011 年）

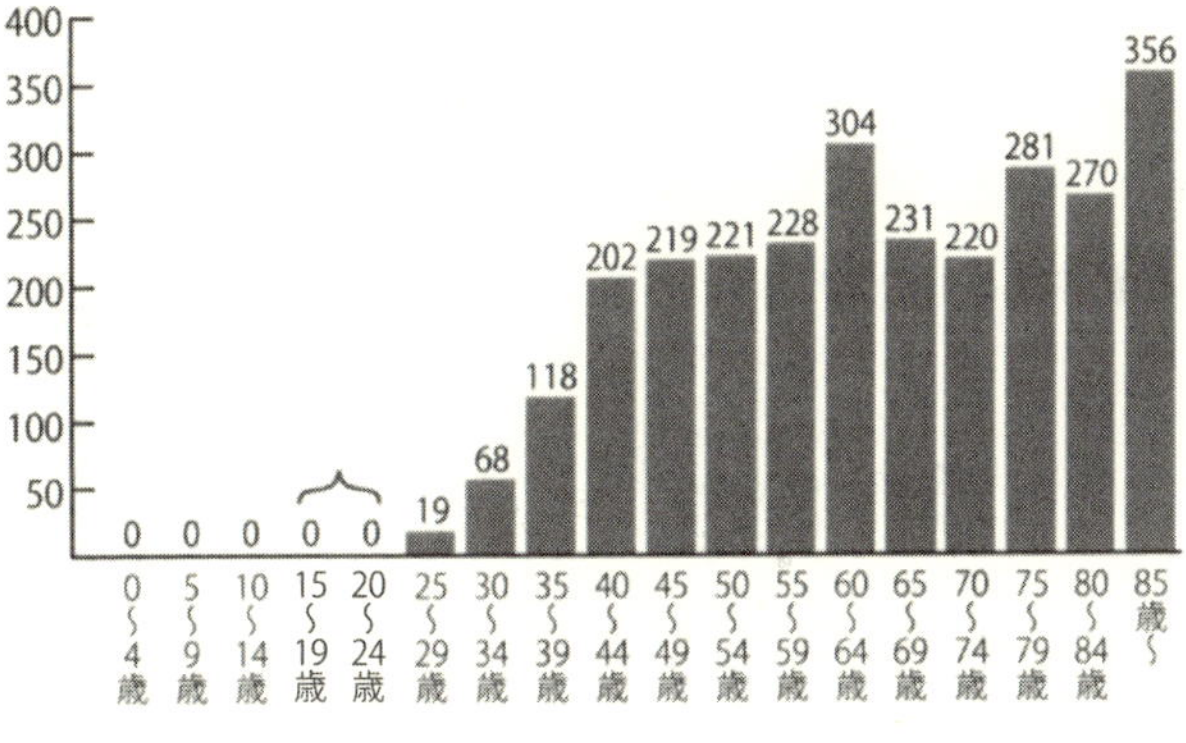

（出典：安田美絵著、佐藤荘太郎監修、同上書、31 頁より）

図3-5　年次別、子宮がんの死亡率

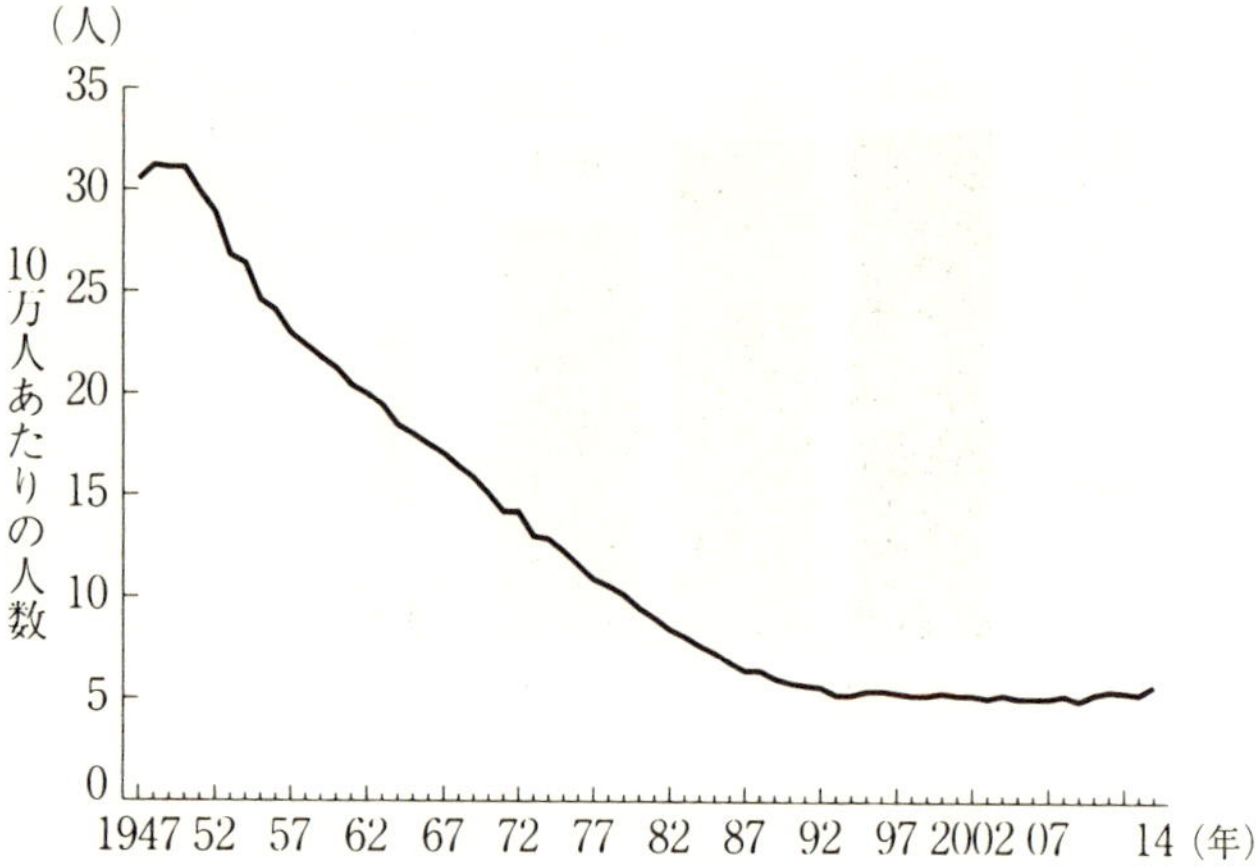

（出典：近藤誠『健康診断は受けてはいけない』48頁より。元データ：国立がん研究センター　ガン対策情報センター）

ていますが、知っておいてよいことだと思います。

3　検診でほっといても構わないがんを見つけ、過剰治療で死亡させている

次のグラフ（図3-5）は、近藤誠さんが示している子宮体がんと子宮頸がんを合わせた子宮がん全体の死亡者数の年次推移ですが、戦後の多かった時期と比較すると、次第に減って一九九〇年代に下がり切ってそこからは横ばいになっています。

しかし、発見数は違います。近藤さんは子宮頸がんの年齢別での発見数を比較しています。若い世代では発見数が急増しているのです。一九七五年と二〇一二年とを比べると、二五－二九歳、三〇－三四歳、三五－三九歳のいずれでも激増していることは歴然としています（図3-6）。

なぜこんなに増えるのでしょうか。近藤さんによると、増加分のほとんどは、がんが子宮頸部に

図3-6　子宮頸がん年齢別罹患率

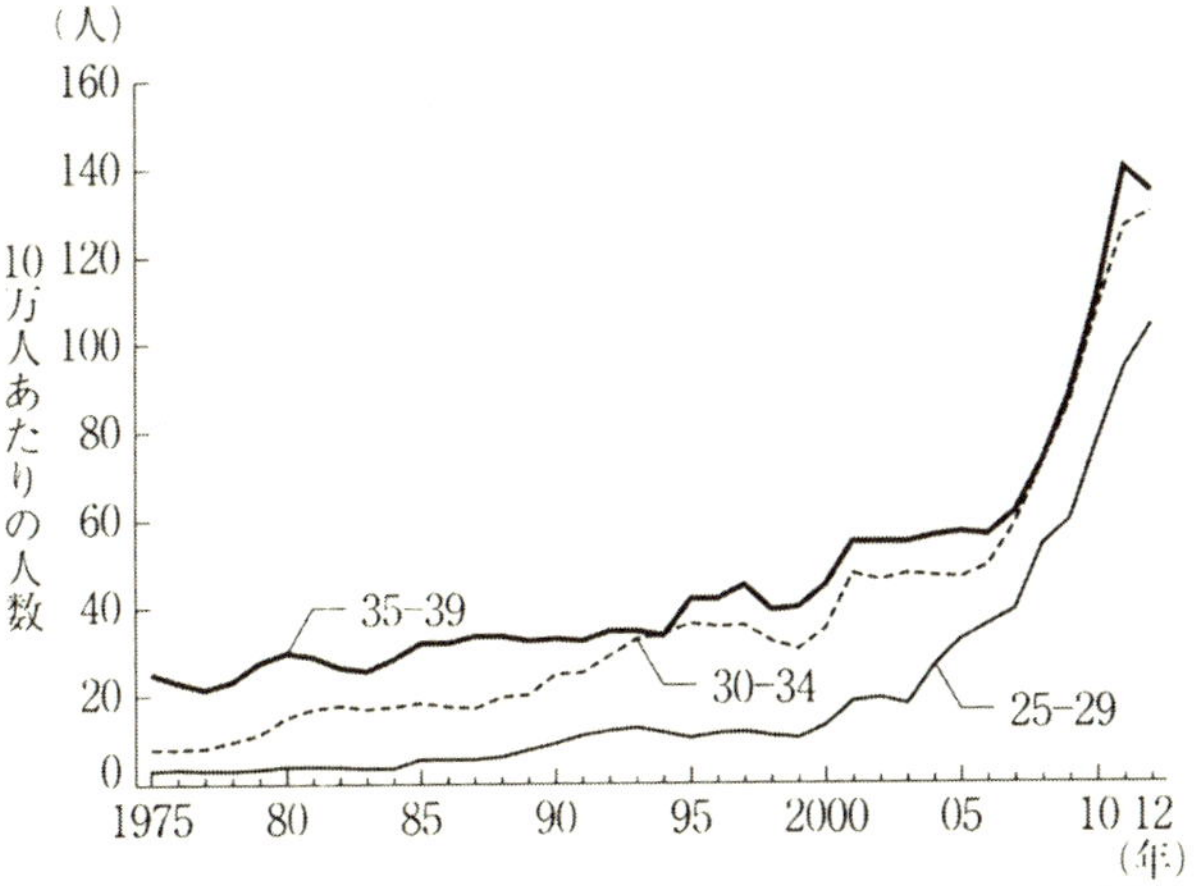

(出典：近藤誠、前掲書、82頁より。元データ：国立がん研究センター　ガン対策情報センター)

とどまる上皮内がんです。それは放置しておいても死には結びつかないがんです。近年若い人たちの検診受診がしきりと奨励されているために発見数が増えただけのことだと近藤さんは主張しています。「若い人に子宮頸がんが増えている」というＨＰＶワクチン接種を勧める場合によく使われる脅しの正体がこれでわかるかと思います。

死亡率については、もう少し説明しておきます。古い時期の統計では子宮頸がんと子宮体がんの二つを区別していませんでしたが、浜六郎さんは、いずれか不明の子宮がんを子宮頸がんと子宮体がんの割合で振り分けて補正をかけると、子宮頸がんについても図3-5とほぼ同じ傾向で、戦後の多かった時期からドンドン減少し、一九九〇年代で下がり切っていることを確認しています。

浜さんによってそのような手続きを経て作成された、より精度の高い死亡率の推移を示すグラフ

図3-7　子宮頸がん年齢別死亡率推移（／10万人／年）

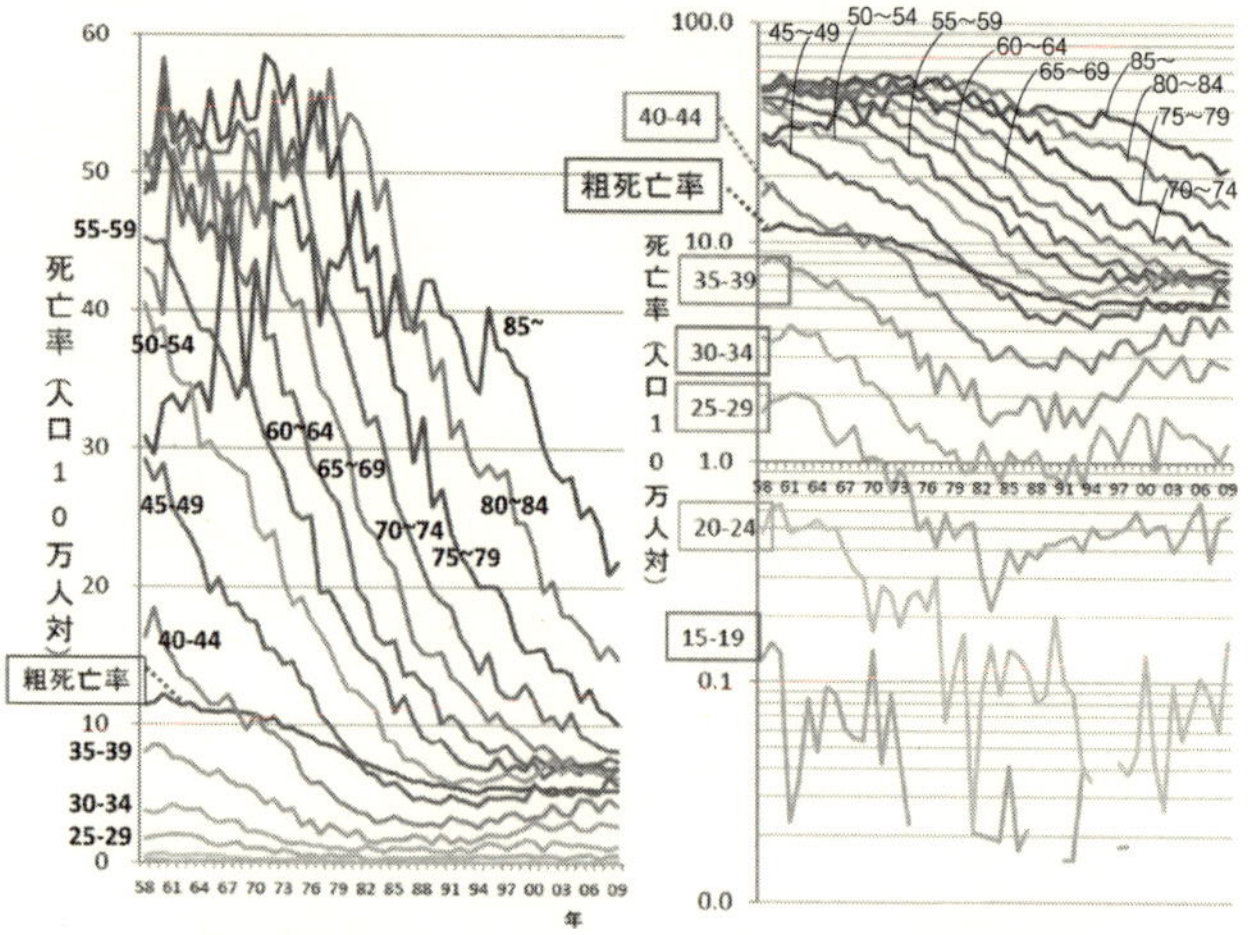

A. 縦軸常数目盛　　B. 縦軸対数目盛

（浜六郎氏・作成）

が図3-7です。縦軸を通常の目盛りで示したものと、対数で示したものとで比較しています。対数で示すと、高い死亡率の高齢者も低い死亡率の若い層も、ほぼ同じような割合で減少していること、三五―三九歳の層でやや増加が見られるにしてもそれは微増にとどまる程度であることがよくわかります。

放置しておいても構わないものについて医療がかかわろうとするから、かえって面倒なことになってしまうことが今は特に多いと言えます。近藤さんは、検診の過剰によって「発見」されてしまう上皮内がんに対して、抗がん剤が使われたり、不要な手術がなされているために死亡に至るケースもあるから、「がんで死亡」には実際には「治療による死亡」である場合もかなり含まれているという驚くべき事実を指摘しています。

また死にまでは至らなくとも、本当は必要のない手術で子宮頸部の一部が円錐形に切り取られた場合に妊娠しにくくなったり、生活上のさまざまな不具合が生じてくることもあると述べています。その意味では、ワクチンの勧めと共に検診の勧めもまた要注意の代物であるというべきでしょう。それは、過剰な「治療」のほうへと人々を誘導し、産婦人科医の仕事の機会をつくりだす装置となっているのです。

ウィルスはどんな人でも体内に常在しています。常在しているウィルスは、人体の環境で共生しているのであり、ほっといても構わない場合がほとんどです。健康で免疫力が高ければ感染は持続しません。にもかかわらず、接種を推進したい側がわずかなリスクを過剰に語っていることに注意しておくべきかと思われます。

4　HPVワクチンは従来のワクチンと原理が異なる

次にこれも重要なことですが、このワクチンは従来のワクチンと原理的に異なります。従来のワクチンは、速やかな免疫応答を記憶させることによって、体内に侵入したウィルスの増殖を阻止して感染症の発症を防ぐものでした。そもそもワクチンとは、それを体内に入れ、ある病気の病原体に対して免疫抗体をつくることでその病気を防ぐものです。病気とワクチンとは、いわば鍵穴と鍵の関係にあり、鍵が鍵穴にぴったりと合うならそのワクチンは意味があることになるのです。過去の多くのワクチンは鍵穴に合う鍵を探し出す形で開発されてきました。効果の上がったワクチンは実際にあります。

ところが、HPVワクチンはこの鍵と鍵穴の関係という考え方以前の仮説的な期待に基づいているのです。その意味でＨＰＶワクチンは従来のワクチンとは明らかに原理が異なります。「ヒトパピローマウィルスの感染を防ぐ効果があるのなら、それが原因とされる子宮頸がんを防げるのかもしれない」という希望的観測に基づいて作られたワクチンにすぎません。だから「風が吹けば桶屋が儲かる」と同程度の話なのです。

このワクチンは、性行為などでＨＰＶに感染した女性にはその効果が期待されないことから、初交前の女性に接種することが求められました。子宮頸がん＝ヒトパピローマウィルス原因仮説では、女性がこのウィルスに感染する機会は、男性との性交でペニスが膣に挿入される体験であるとされています。男性のペニスにくっついていたウィルスがその際に子宮頸部の上皮細胞にもくっついてしまうというわけです。

女性が子宮頸がんになる経路が本当に性交機会だけなのか否かは実はよくわかっていません。仮にＨＰＶの感染だとしても、女性が自分の指を膣に入れて自慰行為をした場合に外性器周辺に住みついているＨＰＶが、指から膣内に入って感染することはありうるでしょう。それだけで「初交前の女性に接種」という前提があやしくなってきます。また発がんに関与する他の因子、たとえば、喫煙やほかの微生物の感染などの環境因子の影響を指摘する意見もあります。あるいは、悪性度の高いがんと悪性度の低いがんとは発生の早い段階ですでに決まっているという見解もあります。

一つの因子に限定して発生原因を考えること（特定原因説）自体に根本的な問題があるということもできます。たとえば、タバコの煙をたくさん吸ったというだけで肺がんになると言えるでしょうか。たとえば、精神科の薬でドーパミンやセロトニンの分泌をコントロールするタイプの抗うつ剤（ＳＳ

RI）が大流行していますが、それの処方によって肝心の「精神の病」が本当に治ったといえるのでしょうか。病気になることを一つの要因で説明しようとすることにそもそも無理があります。特定原因説という近代主義の発想で人間の病に対処しようとして突き進んでいくと大きな壁に突き当たるという教訓は過去にも多々あったはずです。

精神科で抗うつ剤のSSRIが今や大々的に使われています。SSRIが商品になっていく過程について初めて聞いて驚いたことがあります。「ドーパミン、セロトニンの分泌をコントロールする薬物ができました。だからそれを精神薬として売りたくなりました。そして『うつ病』や『統合失調症』という診断が増えました」という順番であって、けっしてこの逆ではないのだそうです。そしてそのことを精神医療の関係者はみなよく知っているのだそうです。

話を戻せば、性交体験のある全ての女性が、一生の間に一度は、ヒトパピローマウィルスに感染するとされています。ただし感染しても一〇人中九人は免疫力によって自然に排除されるのは先に述べた通りです。社会全体として栄養状態がよくなってくると、がんの死亡率は減ってくるということです。先の図3-5を再度ご覧ください。

HPVワクチンについても前に説明した抗うつ剤の場合と同じで、「ヒトパピローマウィルスのいくつかの型のものが子宮頸部の傷口から侵入するのを防ぐ薬物が開発されました。それらの侵入が子宮頸がんの原因とされています。だからそれを『子宮頸がんワクチン』として売りたくなりました。そして子宮頸がんの怖さが強調されるようになりました」というような順番なのでしょうか。なんだかバカバカしくなりますね。

こうしてみると、ＨＰＶワクチン接種の意味はますますあやしくなってきます。にもかかわらず、過大な宣伝がなされ、ＨＰＶワクチン接種によって子宮頸がんについて大きな予防効果があるかのように謳われています。「がんを防げる唯一のワクチン」などとは、もはや「過大な」というより詐欺的広告です。そして、よいものだと思って多くの人が接種に走り、被害が広がってしまったのです。ほとんど詐欺のようなことが国家ぐるみで行われているのです。

5　サーバリックスとガーダシルの成分

ところで、ワクチンは製法で分けると大きく生ワクチンと不活化ワクチンの二つになります。生ワクチンとは病原体を弱らせたものです。体内にワクチンを入れるとそのウィルスや菌が増殖し、病気に罹ったのと似た状態になり、病原体に対して免疫が作られ、ワクチンが効果を発揮します。たとえば、はしかや風疹のワクチンは生ワクチンです。

これに対して不活化ワクチンは死んでいる病原体を使うものです。死んでいる病原体なので体内に入っても増殖はしません。異物が入ってきたのに反応して免疫細胞がごくわずかな免疫抗体をつくります。たとえば、インフルエンザワクチン、ＨＰＶワクチンは不活化ワクチンです。

現在、ＨＰＶワクチンとして使われているものは二種類、グラクソ・スミスクライン（ＧＳＫ）社のサーバリックスとメルク（ＭＳＤ）社のガーダシルです。日本ではサーバリックスが二〇〇九年十月に、ガーダシルが二〇一一年七月に、それぞれ厚労省薬事食品衛生審議会（医薬品第二部会）で認可されて使われるようになりました。

サーバリックスは16・18型のヒトパピローマウィルスに対応する二価ワクチンです。ガーダシルはこれに6型と11型を加えて四価ワクチンとしています。ガーダシルがこの二つを加えたのは、男性にも接種できるようにするためです。つまり、男性も6型と11型のヒトパピローマウィルスに感染しうるし、それらによって陰部にできるイボである尖圭コンジローマになるかもしれないからそれを防ぐという理屈です。

実際、オーストラリアやアメリカの一部の州などのようにすでにガーダシルを男子にまで打っているところもあるのです。このワクチンの正体を知れば、それがいいことだとは断固言えません。男子で副反応に苦しむ人もそれらの地域でもきっと一定数出ているはずです。ただ、「なぜ女子だけなの」という疑問自体はジェンダー論的には有効なものです。次世代を産む女性の身体の国家管理のような発想がワクチン導入の背後にあるのでは、という批判もそれと連なって出てきてもおかしくはありません。この論点は第六章でもう一度取り上げます。

「子宮頸がんワクチン」という通称に慣れてしまっていると、「男子にも打つ」と聞いて思わず「えっ、なんで?」と言いたくなってしまうのですが。日本でもそれに倣うべきと大真面目に主張する動きが一部の医療関係者から出ています。たとえば、足立信也氏という医師で民進党所属の国会議員がそのようなことを提唱しているそうです。この方は副反応被害をどう受け止めているのでしょうか。あるいはご自分でも打っているのでしょうか。

「ジェンダー論的視点から男女平等に」というところだけに目が行くのでは困ります。ワクチンの正体を知らないで推進運動を進めてきたいわゆる革新的な人たちが乗ってしまいそうな話です。ワクチンの問題は「男女同権」という観念だけで思考停止状態になっていると罠に嵌ってしまうのです。それに陰茎がん、肛門がんが16・18型のヒトパピローマウィルスによって起きるものなのかどうかはまだよくわかっていませんし、陰茎がん、肛門がんは発生数がごく少ないのです。本当にわずかなリスクのために膨大な費用をかけて、効果よりも遙かに大きなリスクを冒すようなバカバカしいことをする必要は全然ありません。

6　国際シンポジウムでアジュバントの危険性が指摘される

ＨＰＶワクチンには効果を長続きさせるためにアジュバント（免疫増強剤）というものを添加しています。しかし、その成分こそが細胞や神経に悪影響を与え、副反応を発生させる原因ではないのかと考えられています。

たとえば、サーバリックスの組成は次の通りです（図3-8）が、そこに含まれる水酸化アルミニウムは脳にダメージを与えるのではないのかという研究成果が出ています。アメリカ小児科医アカデミーも早くからアルミニウムが神経系統や細胞組織、代謝プロセスを阻害するとしています。

二〇一四年二月二十五日に東京で開催された、ＨＰＶワクチンによる被害について検討する国際シンポジウムの場でも、海外からやってきた複数の研究者から同様の報告がなされました。

二十六日の東京新聞は「アルミが副作用原因」という見出しの記事で、この国際的シンポジウムのことを報じています。企画したのは「子宮頸がんワクチンの重篤副反応に警鐘を鳴らす医学者・研究者グループ」（会長　堺春美・前東海大学医学部教授）。要点部分を抜粋すると次の通りです。

図3-8　サーバリックスの組成

本剤は、0.5ml 中に下記の成分・分量を含有する。

成分		分量
有効成分	ヒトパピローマウイルス 16 型 L1 たん白質ウイルス様粒子	20 μg
	ヒトパピローマウイルス 18 型 L1 たん白質ウイルス様粒子	20 μg
添加物	3-脱アシル化-4′-モノホスホリルリピッドA	50 μg
	水酸化アルミニウム懸濁液（アルミニウムとして）	500 μg
	塩化ナトリウム（等張化剤）、リン酸二水素ナトリウム（緩衝剤）、pH 調節剤	

←この部分がアジュバント

（出典：安田美絵著、佐藤荘太郎監修、前掲書、14 頁より）

厚労省専門部会は、副作用の症状について、注射を打った際の痛みの記憶が心身の反応となって出ているとした。しかし、この日のシンポジウムで発表した研究者らは、ワクチンに含まれる特殊なアルミニウムの影響を相次いで指摘した。

パリ大学のフランソワ・オーシエ教授（神経筋肉病理学）は、ワクチンを注射した筋肉内で「マクロファージ」という細胞が過剰に集まり、毒性があるアルミニウムを取り込むと説明。その結果、炎症や激痛を起こし、一部はリンパ液や血液に乗って全身へ広がり、脳に達して神経や認知に障害などを引き起こすとした。

ワクチン接種後に急死した三人の脳を調べたカナダのブリティッシュ・コロンビア大学のルチジヤ・トムルジェノヴィック研究助手は「これほど激烈な副反応が世界中で起きているのが現実。即刻中止するべきだ」と話した。

ただし、このシンポジウムの貴重な成果は、その後のＨＰＶワクチンの中止につながっていないのです。

三、なぜ、このようなひどい副反応が起きてしまうのか

1　相次ぐ免疫増強剤副反応原因説

繰り返しますが、ＨＰＶワクチンは、接種してから後、何十年もの間、ＨＰＶ感染予防だけのために高い抗体産生を維持し、血中から子宮頸部の表面にその抗体が長期にわたって常時浸み出してくるよう設計されたワクチンであり、従来のワクチンとは原理的に異なるものなのでした。こうしたワクチンなので強力な免疫増強剤（アジュバント）が用いられています。

このアジュバントに大きな問題があることについてはその後も医師たちから指摘が相次いでいます。何らかの原因で産生された自己抗体により、深刻な脳障害が引き起こされているとの見解が神経内科の専門家たちから出ているのです。打出喜義・小松短期大学特任教授は、産婦人科医の立場からですが、「アジュバントは非特異的に免疫を活性化させるので、自己免疫疾患発生の可能性が高くなるのでは」と説明しています（二〇一六年十一月十二日、患者の権利オンブズマン秋期研修会講演）。

また「痛み」やギランバレー症候群など自己免疫疾患の専門家たちの集まりである、日本線維筋痛症学会（代表　西岡久寿樹・東京医科大学総合研究所長）では、ワクチン接種被害者にみられる症状を二〇一四年六月に「ＨＡＮＳ症候群」と命名し、九月十三、十四日に開催された同学会の学術集会

でその診断基準を発表しました。その折の記者会見の様子は全国紙各紙で大きく報じられています。「脳内視床下部が重大なダメージを受けているとしか考えられない」と同学会の研究者は述べています。

二〇一五年四月には、横田俊平・黒岩義之・中村郁朗・中島利博・西岡久寿樹という五人の医師の共著の形で「ヒト・パピローマウィルス・ワクチン関連神経免疫異常症候群の臨床的総括と病理の考察」論文（『日本医事新報』四七五八号）が公表されています。

このあと第四章で登場しますが、二〇一六年三月に厚労省の研究班代表として成果を発表した信州大学の池田修一教授によるマウスにサーバリックスなどを打って比較した実験結果とは、このワクチンのために「脳内視床下部が重大なダメージを受けている」ことを実証するものです。

2　性の健康医学財団での賛成派と反対派の対決

なぜ、副反応が起きるのか、そのメカニズムが当然気になってきます。このことについては浜六郎さんの「ＨＰＶワクチンの作用と害反応について」という論稿（『性の健康』誌一四巻一号、二〇一五年六月、性の健康医学財団発行）が私の目を引きました。これは「ＨＰＶ・子宮頸がん特集」の一部という形で載ったもので二〇一四年十二月十四日に水戸市で市民向けに講演した記録が基になっています。

その特集は「あなたはワクチン推進派？　慎重派？」というテーマになっています。三人の推進派の医師が登壇した後に浜さんが話しています。この企画を主催した同財団理事長で医師の北村唯一さん（東京大学名誉教授）が、「T・K」の署名でコメントした記事が「編集後記」として載っているのですが、そこでは浜さんに軍配を上げるというはっきりとした結論を示しています。両者の報告内容の要約も含まれています。その箇所を引用しておきます。

今回のHPVワクチン特集号は、三名の婦人科医師（ワクチン接種賛成派）と一名のビジランスセンター代表、浜六郎医師（ワクチン接種反対派）の講演をスライドにして採録した。婦人科の先生たちは一様に子宮頸がんによる若年層の悲惨な死亡を防ぐにはワクチンは是非とも必要であり、ワクチン接種により尖圭コンジローマは明らかに減少したし、子宮頸がんも減少するはずだとのご意見であった。

しかし、浜六郎先生の慎重なる調査によれば、ワクチン接種によって子宮頸がんが減少したとのevidenceは立証されていないとのことである。これに対して、ワクチン接種の副反応は明らかに強烈でしかも発生率が高い。この原因は浜先生も述べているように、アルミニウム・アジュバントを用いた強力な免疫増強作用が自己免疫を誘発し、その結果、様々な副反応が強烈に、また高頻度に起こっているものと考えられる。特に問題なのは、ワクチンの筋肉内接種ではないかと思われる。普通のワクチン接種は皮下にするのにHPVに限って筋肉内に投与するのは、ひとえに強烈な炎症を起こし強力にHPVに対する免疫を惹起しようとの目論見のためと考えられる。このため、従来の皮下接種とは異なり、筋肉内に長期にわたり強烈な免疫増強作用が持続するものと考えられ、数年後（三年後）には副反応がむしろ増加している。

公平な眼で見て、どちらに軍配を上げるかと問われれば、浜先生の方に軍配を上げたい。副反応によると思われる自己免疫性疾患（多発性硬化症、ＳＬＥ、炎症性腸疾患など）の発症率は一般人口のそれに比べて一〇倍以上であり、しかも持続性のものも多いという。以上の事実に鑑みて、ワクチン接種の見合わせは妥当ではないかと考えられる。（後略）

「ワクチン接種によって子宮頸がんが減少したとの evidence は立証されていない」というのはきわめて重要な知見です。このバトルに限らずですが、推進派の医師たちの発言で目立つのは、結局すでにＷＨＯが認めている由緒正しいワクチンだということですが、これは科学的な理由では少しもありません。ＷＨＯがすでに製薬資本によって操られて問題のある組織となっていることについては、第四章をご覧ください。

3　ＨＰＶワクチンの危険性――浜六郎医師による副反応発生についての解説

浜さんの「ＨＰＶワクチンの作用と害反応について」という論稿は、医学的専門用語も出てきますが、内容的に核心をつくことが語られています。やや長くなりますが、特に重要と思われる、アジュバントと痛みの関係を問題としている箇所についてインタビューのように問いを入れ、Ｑ＆Ａの形に編集し直して示しておきます。

その前に「免疫」および「自己免疫疾患」、「抗体と抗原」、「ワクチンと免疫」についてごく簡単に説明しておきます。

免疫とは、病（疫病、伝染病）から身を守るために身体に備わっている機構のことです。たとえば、一度はしかに罹ると二度とはしかには罹りません。また生物には、ある種のウィルスや細菌などの感染に対して生まれつき持っている抵抗力があります。たとえば、犬の罹るジステンパーに人間は罹りません。

私たちの身体には自分以外のものが侵入してきたとき、それをめざとくみつけ、排除することによって自らを守り、自分の全体性を維持しようとする働きがあるのです。アレルギー反応も免疫反応の一つです。ほとんど無害の微量花粉に対して排除するための過剰な反応が起こっているのです。

この「自己」と「非自己」を識別する働きが狂ってしまった場合には「自己」の組織や細胞まで排除しようとする**自己免疫疾患**が起こります。「非自己」を排除して「自己」を守るはずの免疫が際限なく自己を破壊し続ける難病となります。たとえば、多発性硬化症、膠原病、ギランバレー症候群、潰瘍性大腸炎などが代表的な自己免疫疾患です。

ワクチン（Vaccine）の語源となっているVaccaは「牝牛」という意味です。イギリスの医師エドワード・ジェンナーが牛痘に罹った乳絞りの女性が天然痘の流行に際しても罹患しないのにヒントを得て、牛痘の膿を子どもに接種して天然痘の予防できることを発見したのは、一七九八年です。ルイ・パスツール（一八二二―一八九五）は、ジェンナーの行った種痘が伝染病の予防に有効であろうと考え、当時恐れられていたいろいろな家畜の病気に、弱毒化した細菌を用いた「免疫法」によって予防法を確立したのでした。こういう経過を経て「免疫」という現象が普遍的な生体反応として科学の対象となったのです。

一八九〇年頃、ドイツのコッホ研究所に留学していた北里柴三郎（一八五二―一九三一）は、ジフテリア菌や破傷風菌など毒素を産生することによって病気を起こす細菌について調べていました。致死量に満たないジフテリア毒素や弱毒化した毒素を繰り返し注射しておいたウサギはやがて致死量の毒素を注射しても死ななくなりました。免疫が成立したウサギの血清を採って別のウサギに注射しておくと、ジフテリアの毒素を注射しても死ななくなります。すなわちジフテリア毒素に曝されたウサギでは毒素を中和する物質がつくられ、それが血清中に流れていることを証明したのです。北里はこの物質を抗毒素と呼びました。

それがタンパク質であることはやがてわかりました。このような血清中の反応性の物質は、毒素のような病原性の物質のみならず、異なった種の動物由来の血液成分などに対しても作り出されることがわかりました。そのため、免疫現象によって新たに血液中に作り出されるタンパク質を「抗体」、抗体を作らせる働きを持つ異種のタンパク質などを「抗原」と呼ぶことになりました。抗原は免疫反応を誘導する物質ということになります。

抗原と抗体は、試験管内で反応して沈殿を起こしたり、粒子状の抗原の場合はそれを凝集させるような働きなどを起こしますが、それを抗原抗体反応と呼びます。抗原と反応した抗体は、血清中にある一種の生物学的活性を持った物質を次々と活性化させ、多彩な生体反応を起こさせます。抗原抗体反応が生体内で起こることによって抗原が排除されて病気から免れるのですが、ときには逆にアレルギーなどの病気が起こることもあります。

抗体を作り出させるように外部から異種のタンパク質などを注射する操作そのものを「免疫する」という言葉で表わすようになりました。ワクチンを注射することは、人工的に「免疫する」方法であったわけです。

（以上は、多田富雄『免疫・「自己」と「非自己」の科学』NHK人間大学テキスト一九九八年一～三月、参照）

なお、ジェンナーによって発見された種痘法は、天然痘の撲滅に効果があったとされていますが、実際のところはどうだったのかとなると異論もあるようです。ワクチンが期待とは逆の効果を発揮して多くの人が犠牲になっていたことを真弓定夫医師が監修した『子宮頸ガンワクチンはも～いらない！』（構成／漫画　桜多吾作、美健ガイド社）が記述していますから、引用しておきます。

明治九（一八七六）年になって「天然痘予防規則」が作られ、国民にワクチン接種が罰金付きで強制されたが……結果は芳しくなかった。

大東亜戦争では一歳、六歳、一二歳と三回接種を受けた若い兵隊一万七〇〇〇人以上もが痘瘡（天然痘）に罹り外地から戻って来ている。（中略）

種痘法は有効と思われ、世界中に広まった療法だが、実際は痘瘡（天然痘）の患者を増やすばかりで、当時のドイツ首相ビスマルクは各地の知事にこの療法をやめるよう通達を出した。

一九八〇年五月、WHOは、痘瘡（天然痘）ウィルスは消滅したと撲滅宣言したが、……一九六五年に米国のチャールス・ヘンリー・ケンプ医師が「一九四八年以来、痘瘡（天然痘）で死亡した者は皆無だが、同期間三〇〇人以上が予防注射で死亡し脳炎も含まれる」と廃止を提唱。（一一五―六頁）

それでは、浜さんへの質問に入ります。

Q1　HPVワクチンは効果を維持するためにかなり無理をしているわけですね。

A　そうです。他のワクチンは身体の中に入ってきた病原体をやっつけるのですが、HPVワクチンの場合は、膣の中に入ってきたウィルスが細胞の中に入るのをブロックします。体の組織の中に入らないようにするというワクチンは、このHPVワクチンだけです。そのために自然でない抗体を物凄くたくさん作らせようとして、かなり無理をして強力なアジュバントを使っているのです。

Q2　優秀なアジュバントというものは組織を傷つけてしまうのですか。

A　そうです。アジュバントにはアルミニウムが最もよく使われます。身近にあるミョウバンは硫酸アルミニウムカリウムです。ナスの漬物を紫色に保つためや瓶詰めのウニの型崩れの防止などに使うミョウバンです。食べても異常はないですが、筋肉注射をしたりすると、ミョウバンそのものに組織損傷性があります。壊れた細胞やアルミを処理するために寄ってきた白血球も壊されて、そこからDNAとかいろいろな組織内の成分が出て、タンパクと結合して安定化して、これが異物として認識されて、本当のアジュバントとして作用するのです。これは大阪大学のアジュバント研究の第一人者の石井健さんが見つけたのですが、非常に重要な知見です。アルミニウムそのものではなく、問題はその壊されて身体から出てきたDNAだと言うのです。いったん壊れると自分の身体のDNAであろうが、リン脂質であろうが、何でもとにかく異物になります。DNAはすぐにはDNAse（DNA分解酵素）という酵素で処理されますが、タンパク質と結合したり、あるいはアルミニウムと結合したりすると、非常に安定化して、ずっと長期間組織中に残ります。だから優秀なアジュバントというのは、組織を強く損傷してDNAを放出させるものでなければなりません。すなわち抗体価を上げるために強いアジュバントを入れるということは組織傷害性を強くするということになるのです。

日本のアジュバント入りのワクチンには、ジフテリア、破傷風、B型肝炎のワクチンがあります。日本のA型肝炎のワクチンにはアジュバントが入っていませんが、海外のものにはアルミニウム・アジュバントが入っています。それから肺炎球菌ワクチン（プレベナー）、外国の製薬会社であるGAKのインフルエンザワクチンにはアジュバントが入っています。HPVワクチンは二種類とも非常に強力なアジュバント入りで登場してきました。

Q3　このワクチンは打つときに随分と痛いようですね。どうしてでしょう。

A　最初の痛みがどれくらい強いか。生理食塩水では、痛みは四五％の人に起きます。アジュバントだけ単独でも七五％の人に起きます。サーバリックスでは何と九九％の人が痛みを訴えるのです。腫れは組織傷害が強い場合に起きる炎症性反応の結果として生ずるものです。この腫れが、生理食塩水では一〇％未満ですけれど、アジュバントは一六％。ほぼ倍ですね。ガーダシルは三〇％から四〇％。それからサーバリックスは八〇％くらいに腫れが出ます。それくらいサーバリックスの場合は組織傷害性が強いということです。ガーダシルのアジュバントは、アルミニウム・アジュバントですが、実はウィルスのＤＮＡやＲＮＡを相当入れています。これらそのものがアジュバントとして作用するのではないかと考えられます。これらがアルミニウムとくっついていますから、非常に安定化して処理できなくなって、アジュバントとして作用します。サーバリックスはＡＳ０４というサルモネラの菌体の毒素――内毒素（エンドトキシン）というものですが――を使っています。その本体はリピッドＡという脂質です。それでその脂質はあまりに毒性が強いので、リン酸塩を加えて誘導体、モノフォスフォリルリピッドＡ（ＭＰＬ）を作りました。さらにアルミニウムを加えて、という今までにない強力なアジュバントです。重篤な反応が日本でも海外でも起きています。日本でも海外でも精神系統の症状が一番多いですね。

Q4　なぜ失神が多く起きてしまうのでしょうか。

A　直後の失神や意識消失が多いということはＨＰＶワクチンの一つの大きな特徴です。高頻度というだけでなく、非常に重篤、ショック状態になっている人も多いのです。転倒して骨折したという人もいます。後遺症が出たり未回復の人がたくさんいます。どうして失神が多いのかですが、頸のあたりに節上神経節という副交感神経の神経節があります。エンドトキシンやサーバリックスのアジュバントでもあるMPLが神経節にあるToll様受容体という受容体にくっついて、迷走神経反射を起こします。それで失神を起こすのです。サーバリックスにはサルモネラの毒素から作ったアジュバント、ガーダシルにはアルミとDNAの混合アジュバントがあり、Toll様受容体、すなわち自然免疫の本体を刺激して免疫を活性化します。免疫が活性化されるということは副交感神経が優位になるということを意味しています。適度に副交感神経が優位になると、免疫系の細胞が活発になって、いろいろな抗体を作り、細胞やウィルスを排除するなどの必要な反応が起こりますが、その刺激が一気に節上神経節に作用して副交感神経優位が強く出過ぎると失神を起こすというわけです。

Q5 「アジュバント病」というものがあるようですね。それはどんなものですか。

A 二〇一一年にShoenfeldらは「アジュバント病」という概念を提唱しました。正式にはASIA(Autoimmune / inflammatory syndrome induced by adjuvants) と呼ばれています。たとえば、豊胸術に使うシリコン樹脂、これを埋め込んだ人が自己免疫疾患を起こします。それから湾岸戦争症候群があります。これは短期間に何種類ものワクチン、非常に大量のワクチンを一気に接種されて、その後兵士に自己免疫疾患が起きたものです。戦場に行ったからではないかという説もあったのですが、戦場に行っていない人でもワクチンを打った後で異常が起きているのです。それからマクロファージ筋膜症候群。これはフランスで一九九〇年代に警告されていたものですが、初めのうちは筋膜炎が主体だと言われていたのですけれども、その後、経過にしたがって多様な神経症状が出てきて、現在HPVワクチンを打った後に出ているような神経症状が多発したそうです。原因として最も多かったワクチンがB型肝炎ワクチンだったそうです。それから、その他のワクチン接種後の各自己免疫疾患があります。これらを合わせてアジュバントにより惹き起こされた自己免疫疾患は、すなわち「アジュバント病」だといえます。その症状を見ますと、今、HPVワクチンで起きている症状とほとんど同じです。流産が起きる病気の中にリン脂質抗体症候群というのがありまして、子宮の胎盤の血栓症を起こすために流産するわけですが、その血栓症をこの自己免疫疾患として起こしやすいということもあります。またリン脂質抗体症候群の報告が二から三例はあります。

Q6　抗体が持続すると害も大きくなるということなのですね。

A　そうです。毒性試験の結果があります。皮下注射、筋肉注射でワクチンがどのような状態を起こすかの実験がなされています。アルミニウムによるアジュバントが入っていなくても、ワクチンは生理食塩水よりはやや強い炎症が起きています。アジュバントが入っているワクチンを筋肉注射しますと、ガーダシルでもサーバリックスでも、炎症がさらに強くなっています。ほとんど正常のところがなくなっている場合があります。一カ月後には、アルミニウムを取り込んだマクロファージがたくさんいます。六カ月後は少なくなっていますが、残っています。抗体が持続するのは、アルミニウムにＤＮＡや抗原がくっついたものが組織にたくさんあって、それが刺激し続けているためです。だから抗体が持続するということと害が起きていることとは紙一重、表裏の関係にあるわけです。

フランスからの報告では、アルミニウムに似たナノ粒子を取り込んだマクロファージが脳に移行します。血中には接種直後にその粒子が増えてその後だんだんと減ります。脾臓では三週目にピークがあります。脳には初めの四日間はほとんど入り込みませんが、三週目で少し入り込み、三カ月後にはかなり入ります。さらに別のものはさらに長期間の後でも増えています。

Q7　重篤な副反応はどうして起きるのでしょうか。

A　まず、ここまでの説明を要約します。タンパク質と結合したＤＮＡやＭＰＬが組織傷害を起こすと、自然免疫に重要な役割を持つToll様受容体という受容体が活性化されます。過剰な反応が節上神経節（頸にある副反応交感神経節）で起きると失神を起こします。ＤＮＡやＭＰＬ、アルミナノ粒子などが樹脂細胞（抗原を認識する細胞）とかマクロファージ（異物を食べる白血球の一種）などのある身体の各組織に取り込まれると身体のあちこちで炎症が起き、痛みが起こるのです。異物を食ったマクロファージがリンパ管を通って脳内にも移行して、脳の感覚領野で炎症が起きると、身体のあちこちで痛みが起こります。それで、異物を食ったマクロファージからは、炎症を起こさせるためのインターフェロンなどの化学伝達物質（これをサイトカインという）が出て、獲得免疫の反応が開始されます。組織の傷害が非常に強くなると炎症反応も過剰になり、自然な治癒が妨げられて自己免疫疾患を誘発することになります。

筋肉の組織には神経が来ていますから、そこにあるマクロファージで直接刺激するということもありますし、いろいろな形で神経が刺激されて痛みを起こすのではないかと考えられます。

また、血液の塊が血管内に詰まることを血栓といいますが、これが頭の中で起きたり、あるいは身体のどこかでできると、詰まったその先で痛みが起こります。血栓が溶けると痛みはなくなります。

Q8　抗体の持続期間はどれくらいなのですか。

A　初めの六年間の抗体検査の結果を用いてシミュレートをして、抗体が二〇年間持続するだろうと予測されています。実際は六年（その後、九・四年間）しか測定していませんが、持続するのでしょう。抗体が持続するのは、アルミナノ粒子と結合した抗原が体内に留まって刺激をし続けているからです。ということは、害も最低二〇年間は持続することになります。もっと持続するかもしれません。しかも後になるほどその影響は強くなると考えられます。害も後になるほど大きいのです。

Q9　HPVワクチンの利益と害を比較するとどういうことになりますか。

A　私の試算では子宮頸がんワクチンの最大期待予防効果は、毎年一〇万人中約二人に過ぎません。しかも実はこれは未確認であり、あくまで期待に過ぎません。一方、害のほうは元気な少女が認知症様の症状に陥るなど、専門家でも「見たこともない」という深刻な症状が接種した人たちに多発

図 3-9　重篤副反応の発生機序

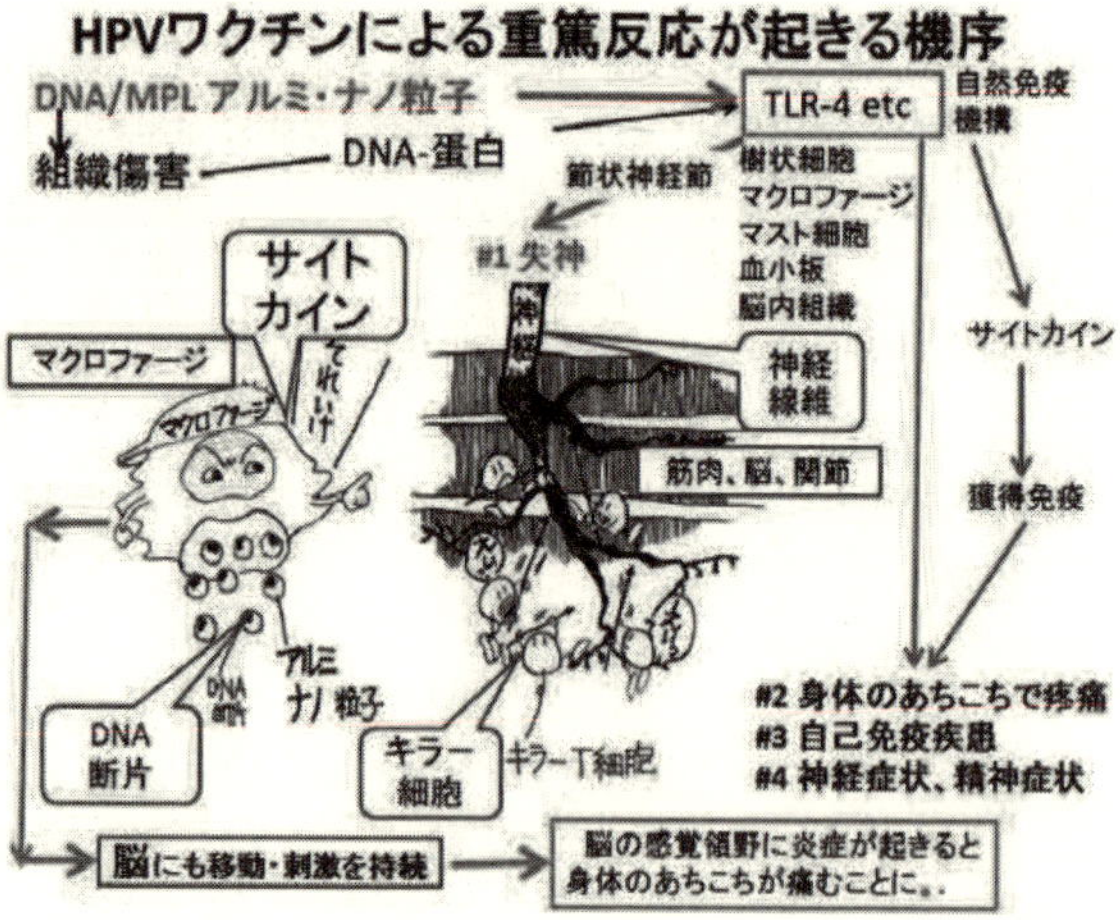

（出典：浜六郎「HPV ワクチンの作用と害反応について」『性の健康』Vol14, No.1 2015 年 6 月刊、56 頁より）

しています。

私がサーバリックスの臨床試験の時期別変動を詳細に検討した結果、接種から約三・五年以降は、それまでに比べて、毎年一〇万人中六三〇人が自己免疫疾患に新たに罹患し、一〇万人中一〇〇人超が新たに死亡する可能性が推定されました。臨床試験で確認済みのことです（TIP誌二〇一三年十月号）。

抗体を持続させる目的で使われているアジュバントが組織を破壊して脳をはじめ全身に残留し、刺激して炎症を起こし続けます。炎症の持続は発がんにつながります。他の部位の発がんも憂慮されることになって、子宮頸がんを上回る可能性もあります。炎症が持続するというのは非常に危ないことなのです。害を上回る利益が得られるとは到底期待できません。ですから、結論としてHPVワクチンは直ちに中止すべきだというのが私の考えです。

Q10　思春期の子に自己免疫疾患が多いからHPVワクチンのせいではないのではという意見が推進派の医師の中にありますね。これについてはどうお考えですか。

A　実はワクチン接種を盛んにしている国に自己免疫疾患が多いのではないかと思えるデータがあるのです。日本でも三〇〜四〇年前あたり、戦後しばらくは、多発性硬化症や潰瘍性大腸炎など、多くの自己免疫疾患の罹患率は、現在の罹患率の一〇分の一以下でした（図3-10）。

ワクチン接種が非常に盛んになってきて、特に北欧は福祉国家ですから、ワクチン接種を非常に盛んにやっています。そういう国々や地域では、潰瘍性大腸炎の発症がたいへん多いのが目立つのです（図3-11）。これらの国では早い時期から自己免疫疾患が増えています。一時期の一〇倍以上になっている地域もあります。

最近、自己免疫疾患の増加が目立つというデータもあります。たとえば、イタリアのサルディニア島のある地域では、多発性硬化症という神経の自己免疫疾患の一〇万人当たりの年間罹患率は、女性の場合、一八五八-一九六七年の〇・二八人に比べて、一九九八-二〇〇七年は四三倍の一一・九人、うち、二〇〇三-二〇〇七年は一四・六人なので、五二倍にもなります。医学の進歩で早く診断できるようになってきていますが、それでも、この増加はたいへん大きいと言えます。*

図 3-10　日本における潰瘍性大腸炎の年度別発病率

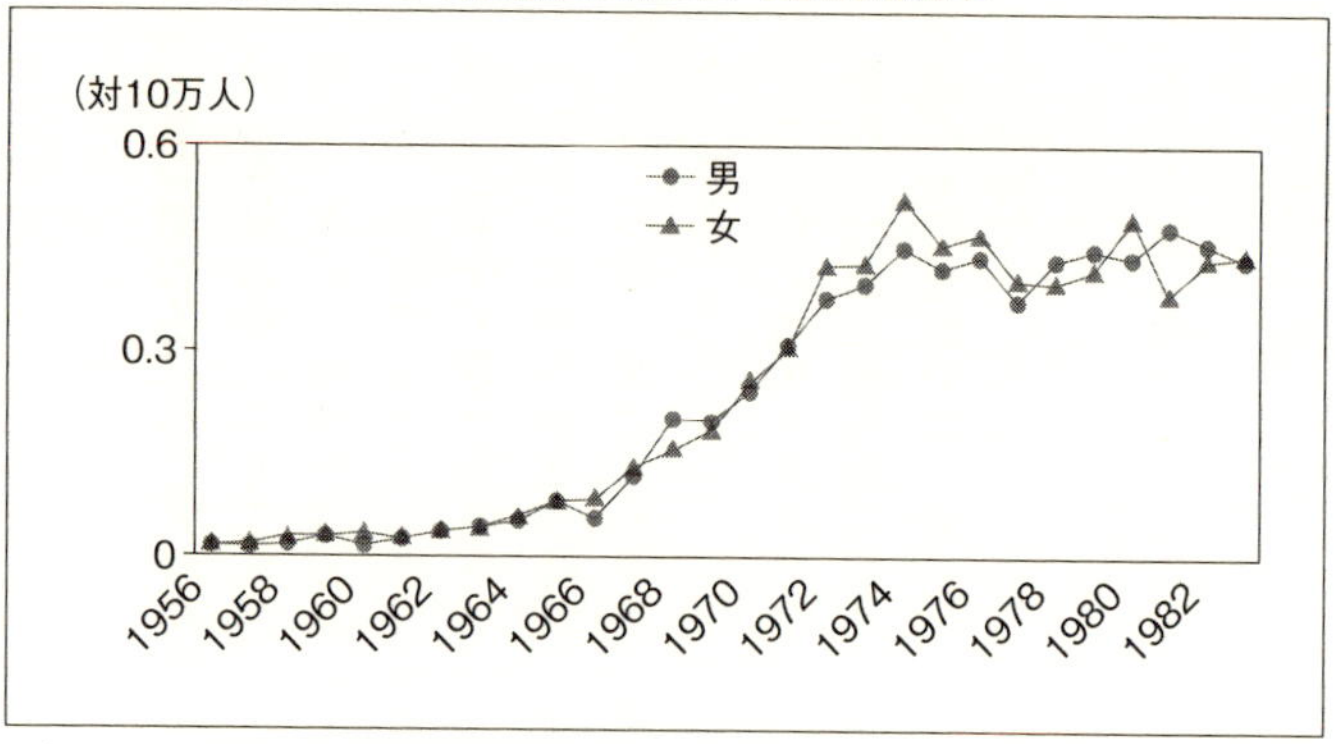

（出典：北洞哲治「潰瘍性大腸炎の疫学」『診断と治療』Vol. 92 No. 3, 2004 年）

図 3-11　潰瘍性大腸炎罹患率の国際比較（欧米 vs. 日本）

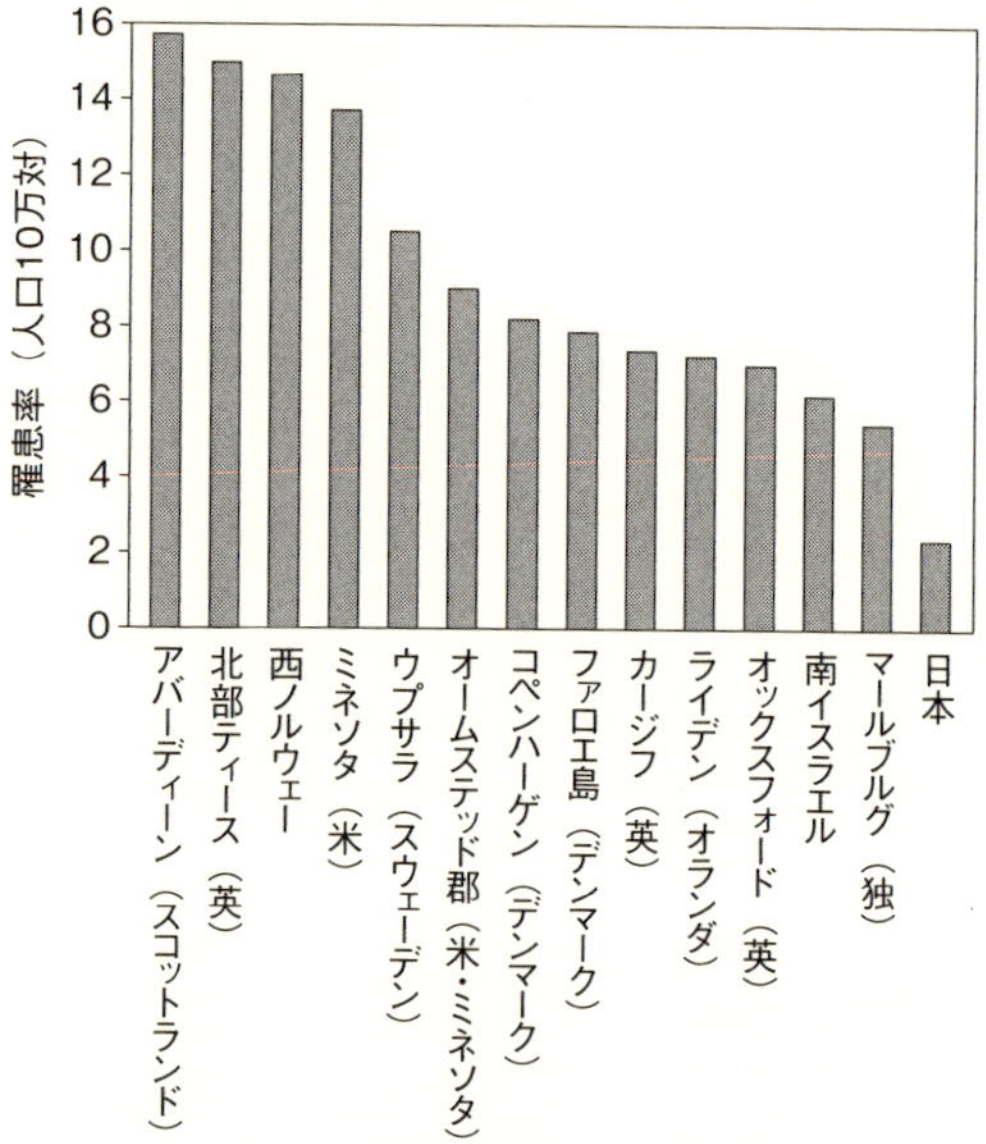

（出典：上野 文昭「 潰瘍性大腸炎の疫学　欧米とわが国の比較」『*Progress in Medicine*』Vol.31 No.10　2011 年 10 月　9 頁）

＊多発性硬化症の疫学調査の出所。
Alcalde-Cabero E1, Almazán-Isla J, García-Merino A, de Sá J, de Pedro-Cuesta J. Incidence of multiple sclerosis among European Economic Area populations, 1985-2009: the framework for monitoring. BMC Neurol. 2013 Jun 12;13:58 .
https://www.ncbi.nlm.nih.gov/pmc/articles/PMC3686603/

多くのワクチンは幼児期に接種します。だから成人してから発症する自己免疫疾患への影響は明確ではないけれど、可能性は否定できないのではないか。ワクチン全体を見直す必要性があるのではないかと私は考え始めているところです。ＨＰＶワクチンは思春期に接種します。ちょうど自己免疫疾患が発症しやすくなる頃なので目立つのだと思います。

Ｑ８でも述べられていますが、ＨＰＶワクチンは、子宮頸部の組織からじわじわと浸み出してくるので接種後も長期間にわたって、抗体価が高く維持されます。二十年くらいは続くのではと言われています〔打出喜義「高度先端医療としてのＨＰＶワクチンをめぐって」、科学研究費補助金による助成研究「高度先端医療の説明義務と裁量に関する倫理・法・社会的視点からの研究」（代表者　村岡潔）の研究報告、二〇一七年三月十日、於：アパホテル金沢〕。この知見は重要だと思います。従来のワクチンは、一年ぐらいの間にしか、副反応が起こらないとされていて、そちらが標準的なものですから、ＨＰＶワ

クチンもそれに準じて扱われてしまって、その期間を過ぎた副反応はあり得ないとされているのですが、実はそうではなかったということです。

長期間、抗体価が持続するということは、理論的には副反応も長期にわたって現れ得るということになります。推進派の論客の中に「接種してから時間がずいぶん経っている場合、ワクチンのせいだとどうして言えるのか。そんな因果関係など言えないではないか」と述べる人もいますが、こうした意見はHPVワクチンの特色を知らないがための誤謬なのです。たとえば、第五章にて登場する岩田健太郎著『ワクチンは怖くない』における「ワクチンを接種した」⇩「何かが起きた」をすべてワクチンのせいだと考える立場を揶揄する議論（五一－五三頁）は、足場を失うと思われます。

四、狭義の医学的知見を超えて物事を見ていく

1　テレビCMによる刷り込みにご用心

ここまでを読んで驚かれたかもしれません。実際には「子宮頸がんワクチン」はこんな程度のものなのです。にもかかわらず、その効果は過大に宣伝されているのです。

どうしてこんなことになってしまうのでしょうか。肝心な情報は、たとえば、製薬産業や健康食品産業のCMを多く出すようなテレビからはあまり流れてきません。ワクチンを無条件によいものとみなす感覚がこうした情報環境の中でいつのまにか私たちの意識に刷り込まれているのです。

たとえば、思い出してください。あの3・11の大震災の直後、テレビでは子宮頸がんワクチンの接

種を勧めるCMがまるで人々の不安な状態に付け込むかのようにやたらたくさん流れていたのでした。子宮頸がんにかかった当事者の女性タレント仁科亜季子さんが登場していた、財団法人日本対がん協会がスポンサーのCMのことです。

そういえば、最近の一例では高齢者に肺炎球菌ワクチンの接種を勧めるCMがやたらと目につきますね。そう、「西田敏行が出ていたあのCM」です。高齢者に五歳刻みで対象者を設定するという、考えてみると「なんでまた」と思われる形のものが各自治体で今も接種が勧められているワクチンです。

この肺炎球菌ワクチンについては、母里啓子さんが『もうワクチンはやめなさい』で「いつ打つべきかと考え始めると、矛盾だらけのワクチン」として手厳しく批判しています。興味がある方はご覧ください。五歳刻みというところからしてすでにインチキくさいわけですが、母里さんの結論は「元気な人には必要ない。免疫力の落ちた人には効かない」から無意味だというものです。しかも副作用も強いようです。同書には次のように記されています。

「じつは、この肺炎球菌ワクチンは、欧米で承認されてすぐ、接種二週目に一回目に打った時に出た局所反応がさらに出るという副作用が問題になりました。そのため欧米では追加免疫を禁忌としたのです。その後、四年間を空ければ、副作用の発現率は低くなるとされましたが、副作用が強いワクチンであることは間違いないでしょう」(四〇頁)

HPVワクチンの場合も全く同じですが、こんなものに公費助成で貴重な税金の多くが投じられている構造に我々はもっと怒りをもってもいいのでしょう。

そういう例からもわかるようにワクチンを売りたい側の人たちの都合で宣伝のためにつくられ、流されてくるCMには惑わされ、踊らされてしまってはいけません。市民の立場に立って本当のことを伝えている、信頼できる医師や医学研究者の言葉によく耳を傾けなければならないのです。たとえば、具体的には本章でこれまで紹介してきた、母里さん、打出さん、佐藤さん、近藤さん、浜さんらのお仕事を参照してください。

「子宮頸がんワクチン」をめぐる混乱は、ワクチンを大量に製造し、販売するマーケットの拡大をめざす製薬会社に厚労省の役人たちが振り回され、コントロール不能になっている問題として考えることができます。つまり、グローバルな製薬資本の横暴に既に国家といえども太刀打ちできなくなっているのです。

ワクチンは人類史における偉大な発明品の一つと言えます。天然痘のケースなど通説では劇的な効果をもたらしたものもありました。そのことは否定できないでしょう。しかし巨大化した製薬資本の都合によって「風が吹けば桶屋が儲かる」程度のわずかな効果への期待が過大に語られて商品化されるケースも目につくようになりました。資本主義がグローバル化した今はそのような状況になっていることを我々は認識すべきです。

HPVワクチンとはまさにそのような商品でした。ワクチンを大量に売り込みたい製薬資本サイドの戦略に、ワクチンを打つのはいいことに違いない、医療は良いものに違いないという人々の思い込みが加担して本末転倒がつくり出されています。思い込みの強さのために親の側が「全額公的負担」

を怪しみにくくなっています。そして多くの少女たちが犠牲者となっているのです。

2 子宮頸がん死亡率は脂質摂取で減る

それでは、HPVワクチン接種への代案として何があるのでしょうか。それについては、浜さんが提示しているデータがあります。「子宮頸がん死亡率は脂質摂取で減る」という内容ものです。先の『性の健康』誌にも簡単な説明が載っているのですが、ここでは、以下に私の質問への応答の形で、浜さんからメールで説明していただいたものの該当部分をそのまま紹介しておきます。

脂質の摂取量の年次推移をデータでみると、戦後は増えています。そして脂質の摂取量が増えるにしたがって子宮頸がん死が減ってきたのです。この相関係数を求めると、二十代から五十代までは軒並み〇・九五以上。非常にきれいな相関を示しています。とかく若い女性は極端なダイエットで野菜だけ、脂質もタンパク質も極端に少なくしがちです。それは極めて危険です。栄養不良のために持続感染になり、子宮頸がんに罹ってしまう。したがって最良の予防手段は、感染に強くなること。そのためには十分な脂質、タンパク質の摂取と睡眠です。

脂質とタンパク質が低下すると細胞の構造が劣化します。細胞膜はリン脂質やコレステロールなどの脂質とタンパク質でできています。むしろ、ほとんどが脂質でできていると言っても過言ではありません。したがって、脂質が足りなくなればウィルスの侵入を許してしまうことなります。脂質やタンパク質を摂取すると細菌やウィルスの侵入をブロックしてくれる。そして睡眠の時間を十分に確保することが重要です。ただし睡眠剤に頼るとこれが悪い方に逆転します。睡眠剤はかえって害がある。昼間できた身体の調子の悪いところや虚血状態で細胞が壊れたところを、十分な睡眠をとって、寝ている間に全部傷を治してしまう、つまり「宵越しの傷は持たない」というのが病気にならないコツで、これはあらゆる病気の予防法です。

昨今はダイエットが若い女性たちの間で流行っています。摂食障害でガリガリに痩せてしまっている女性もいます。痩せることに向けてなぜそんなに過剰なエネルギーが使われてしまうのかということも社会構造、社会意識との関連で見ていかねばならないのでしょう。やはり女性に何か強いプレッシャーをかけてくる大きな力があるわけです。それはそれで場を改めて検討してみなければならない問題です。

それにしても上記の説明によって、子宮頸がん予防のためには脂質やタンパク質をとること、あるいはよく眠ること、という普通の生活をきちんと送ることが基本的にはとても大切であることがわかります。「宵越しの傷は持たない」というのも覚えておきたい生活の知恵と言えます。睡眠不足になりがちな皆さんは肝に銘じておきましょう。

3　子宮頸がんと性行動との関連

もう一つ、医学的な知見を超えて「子宮頸がん」については、ぜひ指摘しておきたいことがあります。すなわち、子宮頸がんと性行動との関連についての文化人類学者の研究成果がありまして次のような三タイプの社会を比較考察しています（Helman, C. G., *Culture Health and Illness*（Fourth Edition）. Butterworth-Heinemann. 2000. pp.225-226）。

Ａタイプ：男女ともすこぶる禁欲的
Ｂタイプ：女だけが禁欲的、男は不特定多数と
Ｃタイプ：男女とも一生の間に複数のパートナーと

その研究ではこの三者で比較すると、子宮頸がんの発生率は、Ｂ＞Ｃ＞Ａとなるとのことです。Ａとはたとえば、モルモン教とかセブンスデイズ・アドベンティストといった禁欲的な教団の人たちの社会です。Ｂはラテンアメリカの国々の社会です。「たとえば、コロンビアでは男子学生の九一％が婚前にセックスをし、男性の九二％はセックスワーカーと性交渉を経験している」と右記の論文にはあります。Ｃはイギリスやアメリカ合衆国の、性に関して寛容な人たちのコミュニティです。

禁欲的なＡが最下位なのはわかりますが、なぜ、Ｂ＞Ｃなのでしょう。

ＨＰＶ感染には男性のほうが深くかかわっているということは見えてきます。ここからは、私の一つの推測ですが、Ｂの社会では男の都合で一方的で乱暴なセックスが多そうですね。Ｃの社会はセックスに関して女性側の意志が尊重されるのに対して、Ｂの社会ではそうではないために女性が言いたいことがあっても言えず、ストレスが大きいことから免疫力が落ちてしまうということがあるのかもしれません。

第六章で改めて述べますが、セックスという営みを私たちは食べる営み、眠る営みなどとともに

もっと大事にしなければなりません。性交渉をする場合、双方の関係性、相手に対する十分な配慮や思いやりがあるか否か、すなわちそれがよいセックスかどうかということが重視されねばなりません。そのようなことは、具体的にはコンドーム着用のスキルなどがかかわりますし、性感染症の防止として関与してくるのです。たとえば、ペニスやヴァギナにはどんなウィルスが付着しやすいか、それらはどんな疾患の原因となるのかという知識も必要でしょう。

これは栄養状態がよくなれば、身体の免疫力が高まり、がんが減る、としたらどんな食べ物を摂取したらどんな栄養素をとれるのかにかかわる栄養学の知識を基本的リテラシーとして身につけるべきということと同じ水準のロジックと言えるのかもしれません。ペニスと聞いただけで羞恥心を感じてしまい、性教育を尻ごみしてしまう女性たちの感覚が、女性を蔑視する社会の中でつくられたものであるということをも押さえておかねばならないでしょう。堂々と、生存のためのスキルの一つとして性教育がなされねばならないと思います。

ここまでをまとめますと、狭義の医学を超えて自分の生活の全体を考え、身体によい、こまやかな配慮を重ねながら活き活きとした毎日を送っていくことは、がん防止につながっているのです。何もワクチンや検診に頼らなくても、つまり健康不安にとりつかれてしまってよけいなことをしなくてもいいわけで、普通の生活をきちんと送っていれば十分なのです。それなのに、グローバル資本の利潤追求のためにおかしくなってしまった医療が我々の身体におせっかいによけいな介入をしてこようとしてきて、それに我々が巻き込まれているのが現代社会なのです。

第四章　なぜ、こんな危ないワクチンが導入されたのか

――政治とカネとマスコミの動き、そして対米従属構造

二〇一六年は、被害者たちの集団訴訟が始まった年であり、HPVワクチン接種を推進したい側とこのワクチンの副反応を訴える側との攻防が激しさを増した年でした。

また、二〇一三年の六月に接種の積極的勧奨が中断されてから三年以上が経ち、早く再開したい側の苛立ちが募ってきてワクチン接種と症状との関連を否定するニュアンスの報道が目立ってきた年であったとも言えます。接種再開へと誘導する意図的な力がマスコミを含めて強く働いていると思われます。ここではこのワクチンの接種をめぐる政治的、社会的な背景について、主に次のような視点から検討を進めてみます。

第一に、二〇一三年四月に定期接種化された前後の国会質疑を糸口としてその前後に起きていたことを振り返り、政治的な意志決定がなされていった経緯を辿ってみます。政治家やロビイストが動き、製薬会社と利益相反のある医師たちが重要な決定にかかわっていたことが明らかになってきます。

第二に、訴訟の開始された二〇一六年にはこのワクチンを推進したい側による、被害を訴える側、および被害者を支援している医師たちへの攻撃が激しさを増したことをいくつか例示してみます。また、二〇一四年二月に東京で開催された、被害の発生原因を学問的に分析するための国際シンポジウ

ムの翌日に開かれた「意見交換会」の議論の道筋を、WHOのGACVS（ワクチンの安全性に関する諮問委員会）と厚労省とが連携して操作していたという驚くべき実態があったことにも触れます。

第三に、意外な事実をいくつか取り上げます。まず、WHOの正体に触れます。また朝日新聞と「日本対がん協会」がタイアップして「子宮頸がん予防キャンペーン」に力が入れられ、女子学生を動員した「リボンムーブメント」もこの動きの中で組織されていった経緯に触れます。電通が裏で動いて「子宮頸がん征圧」の世論がつくられたのです。関連して二〇一五年以降の北海道新聞でも同様の事態が起きていること、そのことがたとえば、二〇一六年の報道記事にも影を落としていることを明らかにします。いわゆる「革新」が接種推進に熱心であった事情も検討に値すると思われます。

第四に、アメリカのシンクタンクCSIS（国際戦略研究所）が報告書の中で日本政府が接種の積極勧奨を中断したのを批判する内容を記述していることを示します。そこから見えてくるのは、今回のワクチン被害を生み出してしまう源にあるものです。アメリカ標準の資本主義の世界化であるところのグローバル化と敗戦後の日本で長く続いてきた対米従属構造を問い直す必要性が次第に見えてくるでしょう。

一、ロビイストと政治家と医師たちが動いてHPVワクチンは導入された

1　福島みずほ、はたともこ両議員による国会での質問――二〇一三年三月二十八日

HPVワクチンの定期接種は二〇一三年四月からスタートしました。わずか二カ月後には中断とな

るのですが、その前兆となるようなやりとりが三月二十八日に国会の参議院厚生労働委員会の場で交わされていました。この日、HPVワクチンに関して二人の女性議員が連続して質問しています。

一人は、福島みずほ議員（社会民主党）です。福島さんはサーバリックスの導入が異例の速さで実現したことについて問い質しています。厚労省の指導により国内臨床試験の終了を待たずに二〇〇七年九月二十六日に承認申請がなされていること、臨床試験の最終報告書が出たのが二〇〇九年七月十七日なのに、そのわずか一カ月後の同年八月二十日に国内製造販売の厚労省の審査結果が出て、それに基づいて八月三十一日に審議会が開かれ、十月には最終的に薬として承認されていることなどを問題としています。この短期間でこのワクチンの効果や副反応について十分に議論されたのか否かは、甚だ疑問であるわけです。

なお、このことに関しては、二〇〇九年九月二十九日の厚労省の薬事・食品衛生審議会薬事分科会で望月正隆分科会長が、神山美智子弁護士、笠貫宏・早稲田大学理工学術院教授、西島正弘・国立医薬衛生研究所長らの異論や慎重論や継続審議を求める意見を押し切って強引に「異議なし」の議決を行ったのです（はたともこ『子宮頸がんワクチンは必要ありません』一九－二〇頁）。

もう一人は、はたともこ議員（生活の党・当時）です。はたさんは、サーバリックスが効果があるとされるHPV16型と18型を持つ者の占める割合は日本人女性ではどれくらいか、ということから問い質してその数値が実際には言われているよりも低いことを引き出していくのですが、そもそも子宮頸がんに対するこのワクチンの有効性はどれくらいなのか、本当に必要なものなのかと「政府参考人」として答弁した厚労省の矢島鉄也・健康局長（当時）を次第に問い詰めていきます。そしてついに同局長からHPVワクチンの不要性を認めさせる趣旨の答弁が引き出されます。同日の会議録情報参照システムの記述からその部分を抜粋すると下記のようになります。

はた：HPVに感染しても、九〇％以上は自然排出されるということでよろしいですか。

矢島：ご指摘の通りでございまして、これらは米国における三年間にわたる調査データでございますけれど、九〇％が二年以内に検出されなくなったという報告がされております。（中略）

はた：HPVに感染しても九〇％以上が自然排出する。残りの一〇％のうち、持続感染し、前がん病変の初期段階である軽度異形成になったとしても、そのうちの九〇％は自然治癒するということでよろしいですか。

矢島：今の御指摘の数値は、イギリスの医学雑誌ランセットによる二〇〇四年十一月のデータによりますと、若い女性の軽度異形成の九〇％が三年以内に消失するという報告があります。

はた：軽度異形成の段階では経過観察を行い、中等度、高度への進展の段階で治療すれば大部分は治癒するということでよろしいですか。

矢島：その程度にもよるんですけれども、予防接種部会のワクチン評価に関する小委員会のチーム報告によりますと、先ほどCIN2と呼ばれる中等度異形成に関しましては、経過観察を見る場合ですとか冷凍凝固術ですとかレーザー蒸散法によります治療が行われることがあります。そういうふうな場合については一定の見解がなされていませんが、その後の、中等度異形成の後、CIN3の段階になりますけれども、高度異形成ですとか上皮内がんに相当する段階では病変部を取り除く子宮頸部円錐切除術が行われまして、これの適切な治療が行われた場合には治癒率はおおむね一〇〇％であるというふうに日本産婦人科腫瘍学会のガイドラインでは示されております。

このようなやりとりが一つの素地となって、六月十四日に開催された「平成二十五年度第二回厚生科学審議会予防接種・ワクチン分科会副反応検討部会」での積極的勧奨の中断の決定がなされたと思います。委員の採決は、三対二というきわどい結果でした（第五章一八四頁参照）が、この会議で中断という方向性を打ち出したのは矢島健康局長だったのです。

先の二十八日の質問の話に戻れば、はたさんが上記の質問をした翌日の三月二十九日、参議員本会議で予防接種法改正案が採決されました。このとき可決成立した改正案の内容は、Hib感染症（ヘモフィルス・インフルエンザ菌*b*型）ワクチン、小児用肺炎球菌ワクチン、HPVワクチンの三つを定期接種化するというものでした。このとき反対したのは、はたさんただ一人でした。二三〇対一でこの法案は可決されたのです（棄権は、山谷えり子、川田龍平、水戸将史、西田昌司の四人）。

定期接種とは予防接種法のA類の扱いであり、実施者の市町村区長には接種実施義務が生じます。また対象者にはその予防接種を受ける努力義務が生じます。費用はほぼ全額公費負担となります。ただし努力義務なので接種を受けなくても、そのことで罰せられることはありません。ちなみに予防接種法のB類とはインフルエンザだけでその場合は努力義務もありません。

2　土屋了介氏とロビイ活動団体「新日本ＰＡ」の動き

次にこのワクチンが導入されるに至った初期段階から定期接種化された二〇一三年四月までの流れを簡単に辿ってみましょう。このあたりの経緯は、先行して出版されている、斎藤貴男さんの『子宮頸がんワクチン事件』、鳥集徹さんの『新薬の罠』などですでに詳しく記されていますから、ご覧いただきたいのですが、以下ではそれらを参考にしつつ、いくつかの事柄にスポットをあてる形でまとめてみます。

早い段階から全額公費助成へと促す力が強く働いたのです。またロビイ活動の延長上で世論操作が計画的になされていたこともわかります。二〇一三年六月の「積極的勧奨一時中止」の決定以降、その「再開」を求めるさまざまな動きもこうした力が働いてのものと考えられます。製薬会社が多様なチャンネルを使って「再開」のための世論形成を模索するのは当然予想されることです。

『週刊金曜日』誌の二〇一三年十月四日発行の九六二号では、編集部の野中大樹さんが「子宮頸がん予防ワクチンの〝主役〟はロビイストとＰＲ会社か」という記事を執筆しています。これには「とんとん拍子の公費助成　定期接種化の背景」というサブタイトルもついています。

そこで野中さんがインタビューした相手の一人が、公益財団法人がん研究会理事で以前には国立がんセンター中央病院の院長を務めていたことのある土屋了介氏です。「子どもに接種させたい親からすると、このワクチンは高額すぎました。だから公費助成にするのが望ましいと思った」とのことで、医師と患者という関係で知り合いになった電通元会長の成田豊氏（二〇一一年死去）と連絡をとり、成田氏が世論喚起のための行動をとり始めたのでした。サーバリックスが承認された二〇〇九年秋からのことです。

こうして二〇一〇年三月には「子宮頸がん予防ワクチン接種の公費助成推進実行委員会」が設立され、共同代表に土屋氏とタレントで子宮頸がんサバイバーの仁科亜季子氏が就任。仁科氏はこの後、娘の仁美氏と共に子宮頸がんの検診とワクチン予防を啓発するACのテレビCM「大切なあなたに」に登場。このCMは、二〇一一年三月十一日の震災後、繰り返し流され、多くの人に飽きるほど視聴されました。国民の「子宮頸がん予防」の意識形成に大きく貢献したと言えます。

土屋氏はグラクソ・スミスクライン社（以下、GSK社）の日本法人社長とも会っていて、日本でのサーバリックスの接種が増えるようにさまざまな働きかけをしていったようです。土屋氏は医療側からの仕掛け人として動いていくのですが、医師であるのにサーバリックスの副反応の危険性については、微塵も疑っていなかったのでしょうか。

この土屋氏には、斎藤貴男さんもインタビューを行っています。そして土屋氏が評議員として関与していた「日本対がん協会」と朝日新聞社との強いつながりについても調べて、わかったことを『子宮頸がんワクチン事件』で多々記しています。後述する女子大生を動員してつくられた「リボンムーブメント」という組織もそのようななかでできていったのでした。

ところで、GSK社が日本でのロビイングを委託した会社が新日本パブリック・アフェアーズ株式会社（略称・新日本PA）です。二〇〇八年十二月には自民・公明両党の議員で「ワクチンを活用して疾病の予防、罹患率の減少を目指し、国民の健康増進を推進する議員の会」（略称・ワクチン予防議連、会長は医師で公明党所属国会議員の坂口力氏）ができますが、これを組織したのも新日本PAであると野中さんは指摘しています。

二〇一〇年二月には「ワクチン政策に関する議員連盟（略称・ワクチン議連）設立総会」が開催され、その二カ月後にはワクチン議連の主催で「子宮頸がん撲滅のためのワクチン普及に向けたシンポジウム」が開催されています。そのパネリストには、自民党の鴨下一郎氏、塩崎恭久氏、自治医科大学教授の今野良氏、参議院議員の三原じゅん子氏、リボンムーブメントの白井あかね氏が名を連ねています。これも新日本PAがコーディネートしてなされたもののようです。

ここに登場する今野氏とは、「子宮頸がん征圧をめざす専門家会議」の実行委員長を務めるなど、HPVワクチンの接種を推進するために大活躍している医師の一人なのです。

3　松あきら（公明党）、三原じゅん子（自民党）ら女性議員の活躍

GSK社が二〇〇七年九月二十六日に日本でのサーバリックスの承認申請をしています。それから政治の世界でさまざまな動きが始まっています。

二〇〇八年十一月に、「子宮頸がん征圧をめざす専門家会議」が「ACTプロジェクト」というものを打ち立てています。それは、二〇一一年度まで「HPVワクチンの早期実現と公費負担の実現を図ること」、二〇一二年度からは「HPVワクチンの公費負担年齢における接種率向上とキャッチアップ世代へのワクチン接種を推進すること」という二段構えの目的を立てて進められました。その目的実現のために、政府、国会、自治体、メディア、医療機関、啓発団体、市民など幅広い層に対する働きかけを開始しています。

政治家でこうした動きの旗振り役となったのは、公明党の松あきら参議院議員でした。二〇〇九年六月二十三日、松氏は、参議院決算委員会で子宮頸がんワクチンの接種を推奨する国会質問をします。そのときに「菌をこれは投与するわけじゃないんですね。ですから、ほとんど副作用はないです」と述べていたことも記録に残されています。

八月三十一日に厚労省薬事・食品衛生審議会（医薬品第二部会）が、GSK社のサーバリックスを認可、十月十六日に厚労省がサーバリックスの製造販売を承認、そして十二月二十二日にはサーバリックスの販売開始となります。

二〇一〇年の二月十九日に厚生科学審議会感染症分科会予防接種部会が「予防接種制度の見直しについて」（第一次提言）を作成しています。これは要するに「もっと予防接種を強化しましょう」という提言です。この年の五月三十一日、松氏の属する公明党が「子宮頸がん予防措置の実施の推進に関する法律案」を第百七十四国会に提出しています。これは不成立でした。さらに十月十九日、自民・公明・たちあがれ日本の三党が共同で「子宮頸がん予防措置の実施推進に関する法律案」を第百七十六国会に提出しますが、これも不成立。

しかし、十一月二十六日、平成二十二年度補正予算で「子宮頸がん等ワクチン接種緊急促進事業」を創設し、接種の緊急促進特例交付金をつけることが決まっています。これは、都道府県に設置された基金を活用して予防接種を実施するもの（予算事業）であり、公費助成を認める内容の決定です。これによって後に杉並区で「中学入学お祝いワクチン」が全額公費助成で接種されて被害者が出るのです。

松氏は、この間一貫してワクチンの推進の立場で活動しています。たとえば、同年八月には、参議院予算委員会で「このワクチンには一定程度の副作用があることを伝えるべき」と長妻昭・厚生労働大臣が述べたのに対して「一体何を指して一定程度の副作用があるとおっしゃっているのか」と強く反撃しています。

松氏の所属する公明党もワクチン推進の姿勢を強く打ち出していました。サーバリックスが二〇〇九年十月に承認されると「公明党の推進で承認が決定」という記事を『公明新聞』二〇〇九年十月三日に出しましたし、二〇一三年四月からの定期接種化が始まるのを前に、同紙二〇一三年二月十日には「命を守る！　公明党の実現力」という見出しの記事が載っています。

なお、松氏の夫の西川知夫氏がGSK社の顧問弁護士であったことから、HPVワクチンの導入に積極的に動いたのではないのかという記事が『週刊文春』誌の二〇一三年六月二十七日号には載っています。松氏はこの記事が出た直後に事実ではないと否定するコメントを出したのですが、鳥集さんはこの問題についてさらに詳しく追いかけて、西川氏と「パンデミックワクチン」との関係を明らかにしています。〇九年に新型インフルエンザが大流行すると騒がれて、日本政府がノバルティスファーマ社とGSK社にインフルエンザワクチンを発注したが空振りに終わり、ノバルティスファーマ社には違約金を支払ったが、GSK社には支払いをしなかったという例の一件（六七頁参照）と西川氏は深く関与しているというのです。

また鳥集さんは、当時厚労省の中にも慎重論が出ていたのに松氏がそれに耳を貸さず、ワクチンの安全性だけをことさら強調していたことの責任についても指摘しています。むろん、このことは松氏だけではなく推進にかかわった全ての議員や専門家たちの責任でもあるわけですが。

ちなみに、女性議員ということでは、元女優の三原じゅん子氏は、自身が子宮頸がんを患い、子宮を失った当事者ということからワクチン接種の無料化などを訴えて、二〇一〇年七月の選挙で自民党の候補として出馬し、参議院議員に初当選しています。それ以来、子宮頸がんワクチン接種推進の広告塔のような役割を長く果たし続けていきます。

二、「非接種でも『副作用』」って何?

1 二〇一六年十二月二十七日の新聞各紙の報道

ここで目を転じて二〇一六年の年末に起きたことを見てみます。二〇一六年十二月二十六日に厚労省の研究班(代表 祖父江友孝・大阪大学大学院教授)は、接種後の「副作用」として報告されているのと同様の症状が非接種者にも出ていたとする大規模調査結果を専門家会議で報告しました。そのことを同日夜のテレビニュースと翌日の各紙は報じています。たとえば、二十七日の『北海道新聞』朝刊は「非接種でも『副作用』——厚労省 子宮頸がんワクチン調査」という、おやっと思うような見出しの記事を載せました。そこには一〇万人あたりの発生が「接種者で二七・八人、非接種者で二〇・四人」と記されています。

これだけみると読者は、「非接種者にも『副作用』が出ているだって。それはワクチンのせいじゃないでしょう。『副作用』と呼ぶのがそもそも変だよ。ワクチンに反対している人ってやっぱりおかしいんじゃない」と受け止めるかもしれません。

ちなみに他紙のこの報道の見出しはどうだったのか、調べてみました。『朝日新聞』、『毎日新聞』、『読売新聞』、『日本経済新聞』、『東京新聞』の五紙の結果は次のとおりでした。

朝日：子宮頸がんワクチン　非接種でも症状　「勧奨」再開は不透明
毎日：ワクチン非接種で症状　子宮頸がん　感覚障害など共通　厚労省調査
読売：子宮頸がんワクチン　「副作用」症状追加分析へ　非接種でも一〇万人に二〇人
　弁護団「調査に問題」／学会　勧奨再開求める
日経：子宮頸がんワクチン　未接種で「症状」　原告側「信頼できない」　厚労省の調査結果を批判
東京：子宮頸がんワクチン　未接種でも副作用症状　厚労省　追加分析へ

当然ながらどれも似ていますが、「非接種でも『副作用』」として「副作用」という語を用いているのは、これら六紙の中で『北海道新聞』だけでした。「副作用」を訴えている人たちを揶揄しているような印象を与えてしまう見出しです。微妙な違いですが、「症状」、「副作用症状」という語を使ったほうがまだ誤解を誘発しないと思われます。

これらのうち、『日本経済新聞』だけはやや異なる扱いをしています。つまり、原告側の立場からのコメントを中心にした記事にしています。写真もあって「厚労省の調査結果は『不当だ』と主張する原告団」というキャプションも入っています。

『朝日新聞』、『毎日新聞』は原告の父親による「被害は実態を反映していない」とのコメントを載せています。『毎日新聞』の場合、原告団の「明らかに恣意的なまとめで結論に問題がある。調査結果を接種勧奨再開の議論の基礎として使うことは科学的ではなく、断固反対だ」とのコメントを入れています。

『読売新聞』が「学会　勧奨再開求める」との見出しを入れていることからわかるように祖父江班の研究成果が接種の勧奨再開につながるのかどうかが、推進側にとって大きな関心事となっています。症状をこれまで専門部会がどう位置付けてきたのかという点を今回の記事で明示しているのは『東京新聞』です。「厚労省の専門部会は、今回の結果や追加の解析をもとに、接種呼びかけを再開するかどうかの議論を続ける」とした上で、「専門部会は副作用について、不安や緊張感などが体の不調として現れる『心身の反応』と結論付けており、患者らが反発している」と記しています。

分量的に最も大きく取り上げた『読売新聞』は、原告側弁護団代表の水口真寿美弁護士の批判的コメントと並べ、推進側である日本産科婦人科学会の藤井知行理事長による「多様な症状がある女性の診療に真摯に取り組むとともに、我が国だけで多くの人が子宮頸がんで命を落とすなどの不利益が拡大しないよう、国の一刻も早い勧奨再開を強く求める」とのコメントをも載せています。『読売新聞』がわざわざ載せたこのコメントは、推進派の見解を代表するものです。

2 「副作用」の語られ方

『北海道新聞』の記事に戻りましょう。現場を知る記者がどんな気持ちで記事の原稿を書いたのか、それに編集の段階でどのような見出しがついていくのかの詳細はわかりませんが、この記事にはよく読むとまっとうなことも書かれています。

すなわち、同記事には、「症状のうち、頭痛や腹痛は両者同数だったが、全身の痛みや歩行障害、脱力、握力低下などは接種者のほうが多い傾向が見られた」との記述もみられます。副作用と一口に言ってもさまざまな段階のものがあることはすでに見たとおりです。「副作用」が新聞や雑誌でどのように語られているのかという視点から考察することは意味を持ってくるのでしょう。

たとえば、先にも記した自分の母親がわからなくなるなどの重篤な記憶障害は「非接種者」ではゼロのはずなのですが、そのようなことをはっきりと書いたケースは、上記の十二月二十七日の各紙の報道記事では見当たりませんでした。むろん別の機会に被害者を取材して詳しく取り上げている記事はありましたが（『北海道新聞』では二〇一六年三月八日、同七月二十六日。第一章で講演記録を載せた美唄市の佐藤美也子さんのことを大きく取り上げています）。厚労省が委託した祖父江班というのは、ワクチン接種被害にかかわる公的な研究組織です。その報告会という場でのことを報ずる際に肝心な点をはっきり書かないところにこのワクチン被害をめぐる報道の問題点があると言えます。

厚労省の役人や研究班のお偉方や推進派の医師たちの多くは、重篤な被害者に実際に会っていないから、被害にあった彼女たちの「副作用」がどれくらいたいへんなものなのかわかっていないのでしょう。それとも何となく察しはついていても知らないふりをする場合もあるのでしょうか。

あるいは、これは間接的に聞いたことですが、厚労省のある役人は、「被害者はお気の毒なことですが、ごく一部の特異体質の方の問題に過ぎません。このワクチンはトータルにみたら子宮頸がんを防ぐことができるから十分に有効です」と言っているそうです。このように言えば、反対派を言いくるめられると考えているのかもしれません。それとも本当に当人がワクチンの有効性について確信をもっているのでしょうか。しかし、第三章でみたように医学的観点からみてこのワクチンの必要性と有効性についての大前提が崩れてしまったとしたらどうなのでしょう。

さて、二〇一六年十二月二十七日の『北海道新聞』の記事に戻ると、同記事では「会議では接種から発症までの期間を調べることや、接種者と非接種者で年齢構成が異なるため、年齢を補正して分析することなどを求める意見が出た」とも書かれています。これを読んで「何と杜撰《ずさん》な研究なんだ」と私は思いました。そのような補正への配慮抜きに専門家会議に安易に研究成果が出されてしまうものなのでしょうか。記事のこの箇所を読んで、私と同じように研究そのもののいいかげんさ、手抜きの可能性を感じた読者も少なくないのではないでしょうか。「はじめに結論ありき」の調査であるために研究者たちの姿勢に本腰が入っていなかった可能性もあるとさえ思われてきます。それは研究者として恥ずかしいことです。

3　名古屋市の調査データ解析速報の問題点

二〇一六年、年末の祖父江班の報告は、年齢等に関する補正がなされないままに提出されたのでした。しかし補正をするのなら、それは適切になされなければなりません。祖父江班の場合とは逆に不適切な補正のために真実が歪められてしまっているケースと思われるのが、過日公表された名古屋市の調査結果です。

二〇一五年九月に名古屋市では予防接種対象者約七万人（被接種者五万人、非接種者二万人）を対象とするアンケートを実施しました。このような大規模な調査、しかも非接種者をも対象とした調査の実施は画期的なことでした。当初それは被害者連絡会でも運動の成果として肯定的に評価されていたのです。ですが、実はこの調査の結果は、推進派に都合のいいように使われてきたと言えます。

二〇一五年十二月に調査結果の速報が発表されました。調査担当者は、鈴木貞夫・名古屋市立大学教授です。その内容はというと、「予防接種を受けた方と受けていない方に分けた上で、二四項目の症状について症状のある方とない方の割合を比較し、年齢による影響を補正して比率を算出したところ、予防接種を受けた方に有意な差はなかった」というものだったのです。鈴木氏は社会調査の専門家として、心底このような意見をお持ちなのでしょうか。私は甚だ疑問に思っています。

この結果に対しては、医薬ビジランスセンター（代表　浜六郎）発行の『薬のチェック』誌六五号（二〇一六年五月）掲載の「ＨＰＶワクチン被害と『病者除外バイアス』」記事がなぜこのような結果になったかを分析し、年齢調整のやり方に問題があることを厳しく指摘しています。たとえば、二四項目中の「一八、簡単な計算ができなくなる」は、年齢が一歳上がると一・三八倍に増えると推計されているのですが、この割合で有症状者が増加すると、二六歳では一五歳の三〇倍超という数字になってしまうというのです。こうした過剰な補正のために被接種者と非接種者との有意差が出なくなってしまったのです。

また「病者除外バイアス」を考慮していないという問題も指摘されています。名古屋市では接種率が九〇％にまでなっていたから、残り一〇％の非接種者に「病気がち」の女性が集中したと考えられます。つまり、もともと病気の人や接種当日に発熱などのあった病弱な人が接種から除外された結果、非接種者にはそもそも病気の人が多くなったということです。そうすると「症状」が多くなるのはある意味で当然なのです。

『薬のチェック』誌の同記事では、名古屋市の速報はこれらのことを見落としているとして速報の撤回と適切な解析のやり直し、速やかな素データの公開を求めています。この後に取り上げる『新潮45』誌の村中論文もこの名古屋市の調査について触れているのですが、『薬のチェック』誌で指摘している問題には一切言及がありません。

名古屋市のほうはその後、態度を変えました。『薬のチェック』誌をはじめいくつかの批判が効いたのかもしれません。二〇一六年六月二十七日の『朝日新聞』によると、「名古屋市は子宮頸がんワクチンの副反応について、「接種者に有意に多いという症状はなかった」とする評価を撤回した。調査は昨年約七万人を対象に実施。今月まとめた最終報告書では評価を示さなかった。市は「社会的影響が大きく、市だけでは結論は出せない」と説明している」とあります。

4　信州大学の池田修一教授への執拗なバッシング

『新潮45』誌は、二〇一六年十二月号、二〇一七年一月号の二回にわたって、医師で社会学修士の肩書を持つ村中璃子氏による「薬害でっちあげ——あまりに非科学的な子宮頸がんワクチン阻止運動」という刺激的なタイトルの記事を掲載しました。『新潮45』誌といえば、ブックレット『こんなにあぶない子宮頸がんワクチン』の監修者である佐藤荘太郎医師の「子宮頸がんワクチンは即刻やめろ」という記事を二〇一三年十月号という早い段階で載せています。その内容を読んでこのワクチンの危なさは多くの人に伝わったと思います。そういう同じ雑誌のこの激変ぶりに私は驚きました。

村中氏の記事は、内容的には信州大学の池田修一教授へのバッシングが大きなウェイトを占めています。池田教授はワクチンの危険性を指摘し、被害者たちの治療にも精力的にあたってきた方です。特に二〇一六年三月十六日の厚労省の報告会での池田教授の発表内容は衝撃を与えたのでした。たとえば、マウスを使った実験に基づいて「子宮頸がんワクチンを打ったマウスだけ、脳の海馬《かいば》、つまり記憶の中枢部に異常な抗体が沈着し、海馬の機能を障害していると思われる」「明らかに脳障害が起きている。ワクチンを打った後、こういう脳障害を訴えている患者と共通した客観的所見が提示できている」などと指摘したのです。それはワクチン接種後に被害者は免疫異常をきたしたこと、脳障害のような重篤な「副反応」の原因がワクチンの成分にあることを示すと言えるものです。

村中氏の記事は池田教授の実験プロセスの細かな問題点を強調しているように読めます。また西岡医師、横田医師など「HANS症候群」を支持する医師たちへの批判が目立っています。そしてまた必死の思いで治療方法を模索している重篤な被害者の気持ちを思いやるならば、書けないようなことを平然と書いています。少しでもよくなりたい、元の身体に戻りたいという被害者と家族の切実な思いを受けて手探りでなされている治療方法を危険なものと印象づけて批判する箇所もみられるのです。「副作用」の問題以前にワクチン接種の必要性の是非という重要な論点があるのに、村中氏はそのことについては全く触れていません。ワクチン阻止運動への妨害を意図して影響力の大きい『新潮45』という媒体を使って書かれたことは明らかです。「あまりに非科学的」なのはいったいどちらだと言いたくなるような内容の文章であり、書かれていないのは何かという視点から読まれねばならない代物です。

村中氏は『Wedge』誌七月号でも池田教授の研究を捏造だと批判する記事を書いています。この時点で池田教授は村中氏らを名誉棄損で訴えています。村中氏はまた信州大学と厚労省に対して「捏造」を通報しています。これを受けて信州大学は調査を行いましたが「研究不正はなかった」との結論を十一月に出しました。『新潮45』誌の村中氏の記事はこのことを受けてのさらなる池田批判のために書かれたものなのです。

厚労省の動きもおかしいと言えます。『月刊日本』誌二〇一七年一月号の「子宮頸がんワクチン――悪のトライアングル」記事が詳細に報じているのですが、二〇一六年十一月二十四日に同省は「池田氏の不適切な発表により、国民に対して誤解を招く事態になったことについての池田氏の社会的責任は大きく、たいへん遺憾に思っております」との声明を出しました。同記事によると、こうした声明はきわめて異例のことであり、厚労省は言いがかりをつけてでも池田班の解散を目論んでいる可能性があるようです。

なぜ村中氏と厚労省は池田バッシングにかくも力を入れるのでしょうか。それは池田班によってなされた実験の成果が推進側にとってきわめて都合の悪いものだからに他なりません。先にも触れましたが、このワクチンの安全性についての疑問を池田教授が厚労省の成果発表会で表明したのは二〇一六年三月十六日。その折に「子宮頸がんワクチン接種後に脳機能障害が起きた少女のうち、約八割の免疫システムに関する遺伝子が同じ型だった」という内容のことをも発表したのです。これは、ワクチン接種後に免疫機能が異常をきたした可能性を示す分析結果に他なりません。ワクチン接種と副反応の発生との因果関係が証明されてしまうのです。だから、厚労省サイドはあわてているのです。『月刊日本』誌が暴いているように、厚労省はワクチンと被害との因果関係に否定的な牛田班（代表　牛田享宏・愛知医科大学教授）のほかに被害者への配慮の姿勢をみせるべく、仕方なく池田班をつくったのです。牛田班に比べると、池田班は継子的扱いを受けています。『月刊日本』誌で記されているように双方に与えられている予算規模が全然違うのです（牛田班七六四〇万円、池田班四五〇〇万円）。そこに同省の基本的なスタンスがよく表れていると言えます。すなわち、このワクチンの危険性を公的な形で報告した池田班は今や厚労省にとって目障りな存在になっているということです。

三、推進派による攻撃が激しさを増している

1　官僚に仕組まれた二〇一四年二月二十六日の「意見交換会」

『月刊日本』誌は精力的な取材を続けています。右記で紹介した二〇一七年一月号では、ニュージーランドで公開された情報に基づいてＷＨＯのＧＡＣＶＳ（ワクチンの安全性に関する諮問委員会）と厚労省との水面下でのやりとりの経緯をも明らかにしています。その事実関係について触れている部分を下記に引用しておきます。

二〇一四年二月、厚労省はアメリカのシン・ハン・リー医師ら国内外の研究者三名を発表者とす

る「HPVワクチンに関する意見交換会」（以下、意見交換会）を急きょ開催することになった。この三名はいずれもHPVワクチンの安全性に懸念を示す立場で、特にリー医師はガーダシルに混入しているDNAの断片が安全性に悪影響を与えているとの論文を公表していた。

そこでGACVSのロバート・プレス委員長（以下、いずれも肩書は当時）は、ニュージーランドのヘレン・ペトウシス・ハリス医師に連絡をとった。プレス委員長にとってハリス氏はリー医師の見解に対する唯一の反論を発表している人物だった。プレス委員長は「DNAの断片の混在という問題もありますが、これらの断片の存在による影響といわれるもっと曖昧な問題について書かれているのは、あなたの記述が唯一です。GACVSもDNAの問題についてはまだ詳しく検討できていません」と述べながら、意見交換会への出席を依頼した。ハリス氏は「私がこの問題の専門家であるかどうかわかりませんが、……博士課程の研究の一環で何年か前に検討した経験はあります」と答えつつ、協力を約束した。

本人が認めるように、ハリス氏はこの分野の研究実績に乏しい研究者だった。しかしGACVSと厚労省はそれを承知した上で、ハリス氏を「有識者」として交換会に招いたのだ。厚労省の担当者である難波江功二課長補佐はメールで、ハリス氏の発表スライドの内容にまで踏み込んで具体的なアドバイスをしていた。

さらに、難波江氏と阿部圭史氏（厚労省主査）、倉根一郎氏（意見交換会座長、副反応検討部会委員、国立感染症研究所副所長）、吉倉廣氏（元国立感染症研究所長）はGACVSの会議に電話で参加し、GACVSの安全声明や、日本の意見交換会の進め方や対応についてまで協議している。

その後、難波江氏はプレス委員長に「上司と相談した結果、意見交換会の場にGACVSのメンバーはいない方がよいということ、また声明を急いでいただく必要はないということになりました。我々としては、声明は一〜二週間後に発表されるとありがたいです。そうすると、我々の専門委員会（副反応検討部会）が三月（あるいはもう少し後）（順調にすすめばですが）に報告書をまとめるときに、その声明について言及できますので」としている。なお、GACVSは厚労省の要請どおり、三月に「HPVワクチンの安全性に関する声明」を出した。

そして二月二十六日、意見交換会が開催された。終了後、難波江氏はハリス氏に「すでにメディアは今回の会議を取り上げています。その論調は極めて中立的で、科学的エビデンスに欠けるために、これらの議論（リー医師らの議論）が避けられたとする報道もありました」と述べ、テレビ東京とNHKのニュース記事を紹介していた。

難波江氏は「我々の委員会が一〜二カ月以内に結論に達して、予防接種プログラムを前進させることができるようになることを心から願っています」と接種勧奨再開に意欲を見せた上で、「何百万回もお礼を重ねます」とメールを締め括っている。

この経緯についての情報源は、『月刊日本』誌でも記しているように薬害オンブズパースン会議の資料です。このメールのやりとりから、WHOのGACVSが、科学的な分析に基づいて危険性を訴えていたリー医師を叩かんがためにあて馬のような存在をわざわざ発掘していたことがわかります。はじめに「ワクチン接種の積極勧奨の再開ありき」という結論で画策されて設けられた場だったのです。

このようにして開かれた二〇一四年二月二十六日の「意見交換会」の前日の二十五日には、第三章で東京新聞の記事を引用した「国際シンポジウム」が開催されています。重篤な副作用の発生機序にかかわる説明に基づいてこのワクチンの問題点について科学的、学術的な討論のできるレベルの専門家たちをせっかく海外から集めたのに翌日の「意見交換会」という場は、厚労省の官僚によって狡猾に仕組まれたものとなり、批判派の主張をいちおうは言わせておくが、それを叩いて封じ込めてしまうセレモニーと化したのです。

意見交換会の場に居合わせてその様子を傍聴した弁護士で薬害オンブズパースン会議事務局長の水口真寿美さんがその様子についてこう述べています。

酷いものでした。まずリー氏ら三名の医師が、HPVワクチンの安全性に疑問を示す研究成果を発表しました。その後、それに対してテレビ会議システムで参加したハリス氏を含む三名の研究者と審議会委員、参考人などが次々と批判を述べました。リー医師らはそれに対する反論をほとんど認められず、発言を打ち切られていました。とても「意見交換会」と呼べるような内容ではなかったのです。

その日の午後には厚労省の副反応検討部会がありました。冒頭で倉根一郎委員は午前中の報告を行いました。しかしリー医師らの発表は簡単に済ませる一方、それに対する批判は詳細に紹介し、「科学的根拠に乏しいのではないかという印象を持ちました。」と結論付けたのです。

（『月刊日本』二〇一七年一月号、五五−六頁）

この後で薬害オンブズパースン会議は「ＷＨＯ・ＧＡＣＶＳのＨＰＶワクチンに関する声明に対する反論」を出しています。せっかく国際的シンポジウムに参加するレベルの研究者を世界中から集めた「意見交換会」だったのに、科学的な議論をする場ではなくなったのです。このように政治的な思惑からきわめて作為的に印象付けがなされたということには怒りを感じます。

ここまでして二〇一三年六月以来中断状態が続いている定期接種を再開しようとする動きが同省内部に強くみられるのです。『月刊日本』の取材結果を参照するなら、問題の根幹にあるのは、ワクチンの積極勧奨を中止している日本を名指しで批判しているＷＨＯに従おうとする厚労省の役人たちの強い姿勢です。彼らは日本側の代表としてこのような画策をわざわざ仕組んで、批判する学者たちの意見を無視してまで、二〇一五年十二月のＷＨＯの提言を早く受け入れたいのです。接種被害の深刻さについてはこの時点ならすでに把握しているはずなのに。いったいどうしてなのでしょうか。

2　ＷＨＯの正体とその悪行の数々

推進派の医師たちも政治家もしばしば「ＷＨＯが子宮頸がんワクチンの接種を推奨しています」という言い方をします。ＷＨＯとは、その名を聞くと多くの人々がひれ伏して納得してしまうような存在です。しかし、実態はどうなのでしょう。実は、ＷＨＯはサーバリックスの製造元のＧＳＫ社などから多額の寄付金を受けていることが明らかになっています。

二〇一四年四月十四日にイイノホールで行われた「縁（えにし）を結ぶ会」の記録が載っている冊子があります。この会は大熊由紀子さんが中心になって毎年行われている、異分野交流の場です。その冊子の中に収められているジャーナリストの太田美智子さんの「ＷＨＯ（世界保健機関）、あなたまで！」という記事が、実はこの驚くべき事実について細かく紹介しています。たとえば、二〇一〇-一一年のＷＨＯの財源の内訳は、「加盟国（一九五カ国）の負担金」が一六％で九六四億円なのに対して「寄付」が六〇％で二九五七億円にも及んでいることを明らかにしています。

「寄付」として最も多かったのが、ビル・アンド・メリンダ・ゲイツ財団（ビル・ゲイツ財団）で四五五億八〇〇〇万円となっています。第四位のＧＡＶＩ（Grobal Alliance for Vaccines and Immunization）は、一〇〇億八〇〇〇万円ですが、この団体はビル・ゲイツが出資してつくられたもので、最貧国へのワクチン供給や新しいワクチンの研究開発などの取り組みをしていると太田さんは指摘しています。

サーバリックスを製造販売するＧＳＫ社の寄付が二〇一〇-一一年に一億三三〇〇万円の金銭および八〇億八四〇〇〇万円相当のワクチン現物です。ガーダシルを製造販売するメルク社も金銭と現物合わせて二億四六〇〇万円の寄付をしています。

サーバリックスとガーダシルは、ＷＨＯが最貧国に供給すべき有効で安全な薬に認定する「事前認定」を受け、ＧＡＶＩを通じて通常の二〇分の一以下の価格で供給されているそうです。つまり、このワクチンはアフリカやアジアや中南米の低所得国で使われていることになります。ＷＨＯがＧＡＶＩを通して行っているのはそんなことであるわけです。

そういえば、南米コロンビアの小さな街、エ・カルメン・ボリバルで二〇一四年八月、ガーダシルを接種した少女たちに被害が多数出てパニックになった事情を斎藤貴男さんが『子宮頸がんワクチン事件』の一五二―一五五頁で伝えています。これこそは、ビル・ゲイツ財団が「最貧国救済」の大義名分の下にWHOを使ってつくりだした現実なのです。「最貧国」ではありませんが、斎藤さんの同書の一五五頁では、このワクチンを早くから接種しているオーストラリアのメルボルンの女子高でも被害者が続出したことが伝えられています。

3　二〇一四年六月二十日の「子宮頸がん征圧をめざす専門家会議」のシンポジウム

太田さんは『週刊金曜日』誌の二〇一四年七月二十五日号にも「子宮頸がん予防ワクチン、推進するWHOの影にゲイツ財団と製薬会社」という記事を執筆しています。それは同年六月二十日に「子宮頸がん征圧をめざす専門家会議」（議長・野田起一郎・近畿大学前学長）など推進派の医師団体が海外からWHOの理事らを招いて都内でシンポジウムを開催したことを伝えるものです。

その記事ではWHO理事のザビエル・ボッシュ氏が、推進側の中心人物である宮城悦子氏、今野良氏とともに並んでいる写真が載っています。そこで同理事は「政治問題にすりかえられている」と被害の訴えを批判し、「海外は、どうしたんだ日本、という目で見ている」と定期接種の再開を促したそうです。またこのシンポジウムでやはり、HPVワクチンを推奨していると紹介されているCDC（米国疾病予防管理センター）のジュリー・ガーバーディング前所長（任期二〇〇二―〇九年）が一〇年にメルク社のワクチン部門トップに天下りしたことも同記事では伝えられています。

また同記事には、先にも名前が出ていた土屋了介氏（国立がんセンター中央病院院長）の動きも紹介されています。彼を共同代表とする「子宮頸がん予防ワクチン接種の公費助成推進実行委員会」は、二〇一〇年三月に「日本での承認は世界で九九番目」「約三〇カ国で公費助成」と日本の立ち遅れを強調していたそうです。「ところが、その翌年には日本は世界市場の四分の一を売り上げる〝草刈り場〟になった」というのです。

二〇一一年のサーバリックスの世界売上総額は前年比一〇九％増の八七五億三八〇〇万円、ガーダシルも二〇一一年七月の日本での承認が追い風となって、同年の世界売上総額は前年比二二％増の一二二四億円だったとのこと。医師たちも含めて「ワクチン後進国」と推進派がしきりと強調して公費助成が進められた結果、このような巨大な利益が製薬会社にもたらされているのです。さらにその構造に『朝日新聞』や『北海道新聞』のようなマスメディアも加担してしまっています。「製薬会社のセールスマンとなった専門家」と鳥集さんが表現していますが、まさにそのような実態が、一見科学的で人々の命を守るために尽くしている立派な人たちとして尊敬されている医師たちの世界にはあるのです。

小学校六年生から高校一年生までの女子がこのワクチンの定期接種の対象とされましたが、その年齢層の女子は、全国に約三四〇万人います。一人当たり仮に五万円かかるとして、単純に計算すると総額は一七〇〇億円にもなります。製薬会社が必死になって推進をはかりたい事情が鮮明に見えてきます。全額公費助成となると、税金を使ってこれだけの額が製薬会社に支払われることになるのです。国庫からの不合理な支出というしかありません。私たち国民はこのことにもっと怒りをもっていいはずです。

4 『北海道新聞』による子宮頸がん予防キャンペーン

さきほど『北海道新聞』の記事における見出しのつけ方という細かなことが気になったのには背景があります。同紙は、二〇一五年から「がん予防キャンペーン」を大々的に行っています。斎藤貴男さんが朝日新聞社グループと深くつながる「日本対がん協会」が『朝日新聞』の紙面を使ってキャンペーンを展開していた事実を明らかにしていますが、それと同じ構図です。北海道新聞社が主催、後援する関連イベント事業等も含めて多額の予算が使われているのです。

たとえば、同年九月二日には「健康」欄を大きく見開き二頁分使って「子宮頸がん　早期発見を」という特集コーナーを設けています。そこでは、八月二十四日に北海道新聞社内のスペースで行われた「道新ニュースサロン」という、札幌西孝仁会クリニック婦人科部長の肩書を有する寒河江悟氏による講演会の内容が大きく報じられています。その見出しを拾うと「発症、若い世代にピーク」「原因の九割はウィルス」「ワクチン接種一三〇カ国以上で」となっています。この二十四日の「ニュースサロン」イベントについては、事前告知記事を八月十五日に出しています。また翌二十五日にはこのイベントが行われたことを報ずる記事が写真入りで出ています。

九月二日付『北海道新聞』の特集記事にはよく読むと、医学的におかしなこと、明らかにまちがったことがたくさん書かれています。たとえば、「二十代、三十代の若い女性に急増している」というリード文の最初の書き方からしてまちがいであるわけです。そのことについては、第三章で触れたことを思い出してください（八二頁）。

特集をみると、全体として「検診の勧め」にウェイトがかけられているものの、ワクチン接種を促す内容も忍び込ませているという構成です。「ワクチン副反応　原因未解明」という見出しがついた「会場からの質疑応答」のコーナーでは、寒河江氏が講演で使った資料から「HPVワクチンの危険性と利益」の比較の表が出ていますが、浜さんの提示していたのとは真逆のことが記されています。つまり、このワクチンの「危険性」の欄には、「広範囲の痛みの症例は一〇万人に二人ほど（ワクチンとの因果関係を示す証拠は得られていない）」と記されています。他方「利益」の欄には「ワクチンで救える命　年間約二五〇〇人、がんを免れる命　年間約七〇〇〇人」と記されています。「利益とリスク　見極めて」となっていますが、明らかに「利益」が大きいと言いたい記事の書き方です。いったいどういう根拠でこんなことが書けるのかと驚きます。ぜひここで、第三章で紹介したデータのことを思い出してください。

さらに札幌市内の女子大学生がリーフレットとCM作成に携わったことが記事になっています。にこやかに語る二人の女子大学生の写真とともに「大学生が予防啓発プロジェクト」という記事です。「自分の問題　勉強に」とありますが、第三章で見てきたような事情を知った者にはこれはいささか皮肉に感じられます。

斎藤貴男さんが『子宮頸がんワクチン事件』で「対がん協会」と朝日新聞社との結びつきを明らかにし、朝日新聞グループがHPVワクチンのプロモーションのために組織したものの一つが「リボンムーブメント」であると位置づけています。具体的には杉並区の明治大学和泉キャンパスで行われた

「女子大生発！　愛で結ぶ国家プロジェクト　子宮頸がん征圧イベント二〇〇九」のことを紹介していました（同書　一一四頁）が、それの札幌版、北海道新聞版がまさしく上記のものかと思われます。何も事情を知らない学生が善意一〇〇％のまま、ワクチン接種の推進役に動員されているのでしょう。

北海道内で一二〇万部も出ていて影響力の大きい新聞がこのようなウソでいっぱいのキャンペーンを堂々としているのです。二〇一五年九月という時点で。そういう背景があるものですから、二〇一六年十二月二十七日朝刊の見出しのつけ方は気になるのです。

四、グローバル化が進み、対米従属構造の継続する中で

1　アメリカの国際戦略研究所CSISのレポート

ここまでは、HPVワクチン導入の政治的な舞台裏のようなことを国内の動きを中心に見てきましたが、この問題については、よりグローバルな視点から、またマクロな社会変動の過程の中で捉え直していくこともできます。

日本の厚労省は、繰り返し述べてきたように二〇一三年六月になって接種の積極的勧奨を一時中止しました。アメリカの国際戦略研究所ＣＳＩＳ（Center for Strategic & International Studies）は、このこと快く思っておらず、二〇一四年五月に「日本におけるHPVワクチン接種状況　問題と選択肢」（A Report of the CSIS Global Health Policy Center）というレポートを出しています。それは、HPVワクチンの効果を数値で示しつつ、世界中でこのワクチンが使われている中で日本政府がこのような

決定をしたのは遺憾とするものです。

HPVワクチン——ここでは四価ワクチンのガーダシルのことだと思われますが——は、「子宮頸がんのみならず、外陰部がん、膣がん、陰茎がん、肛門がん、口腔咽頭がんなどの予防と健康への脅威に対して有益なもの」と強調しています。そして「効果の実証されたこのワクチンに対する国民の信頼を失わないことが必要不可欠である」とも指摘しています。

「HPVワクチン接種の推奨を中止した日本の対応に関する海外の報道は、主にワクチン接種に反対する団体から賞賛されたが、世界の科学界を困惑させた」との記述もみられます。「非科学的な決定」と批判し再開を求める内容であり、日本の反対派医師や政治家の名前も具体的に登場しています。

たとえば、アメリカの被害者が佐藤荘太郎医師の「不正確な記述の論文」を引用していて迷惑だと言っています。あるいは被害者連絡会の事務局長である池田利恵・日野市議の発信や行動に言及し、「日本にはメディアを監視する機関がなく、名誉毀損に関する法律が比較的緩い。これはつまり、新聞、テレビのニュース番組、ソーシャルネットワーク、そして被害者支援団体がHPVワクチン接種後に有害事象に苦しんでいると主張する女子に関する、信憑性を確認できない話や動画を公開できることを意味する」と述べています。

またインド、イギリスなどにおける反対の動きについてもこのレポートは触れています。実際、世界各地でこのワクチンを接種した少女たちに深刻な被害が広がっている現実があります。CSISとしては、日本でこのワクチンに対する強い反対運動が起こり、政府が態度を変えたことが今後、影響を与えていくのではと危惧しているのです。日本での組織的な反対運動の盛り上がりにCSISは脅威を感じ警戒しています。だからこそ「接種の積極勧奨」の再開をさせてはならないのです。

2　モンサント社の広めたい遺伝子組み換え食品の危険性

ＣＳＩＳやあるいは、先にその正体を明らかにしたＷＨＯの懸念しているのは、グローバル資本の活動が阻まれてしまうことです。日本は大きなマーケットであり、巨大製薬資本は失いたくないのです。ワクチン接種という形の先制医療が、国が費用を負担する形で進められていくこと、しかもそれが「医療の充実」を求める市民の運動によって後押しされていくことがＣＳＩＳやＷＨＯにとっては好ましいのでしょう。トータルにみると、このようにしてグローバル化は進められていくのです。

ＴＰＰ（環太平洋経済連携協定）を進めようとするのと同じ構造の中でＨＰＶワクチンによる被害は起きてきたのだとも言えます。少女たちが何の犠牲になったのかという問いを掘り下げていくなら、このような問題にも突き当ります。ＴＰＰ自体はトランプ政権誕生によってストップされましたが、別の形でトランプ政権はこれから日本に様々なことを要求してくると予想されます。そうしたアメリカの国際戦略を見通さねばなりません。

たとえば、野田政権のときにアメリカは日本の軽自動車の規格について「軽自動車という規格自体が公正でない」と言い出しました。日本自動車工業会がＴＰＰ参加に賛成した後でのことです。日本の自動車の輸入関税ゼロにもかかわらず、日本で米国車のシェアが低いのは品質、デザインともに劣るからなのにそれを認めず、滅茶苦茶を言い出したのです。対米従属の姿勢が著しかった野田政権だったので、アメリカも勝手なことを言ってきたのでしょう。

さすがにこの軽自動車の一件は、二〇一二年二月に取り下げられたのですが、これはアメリカ側の強引さと自己中心性が露呈した一件だったと言えます。結局は、アメリカの言いなりになってしまう体質は敗戦後七〇年にわたって長く続いてきました。アメリカ標準のルールに合わせていこうとする動きはたくさん起きています。

ＴＰＰによってニュージーランドから安い乳製品が入ってきて、北海道をはじめ国内の酪農家がピンチに陥るのではと言われています。もちろんそれも切実な問題ですが、これと関連して種子産業にかかわる大きな問題も存在します。

たとえば、遺伝子組み換え商品を世界中に売ろうとする巨大種子産業のモンサント社（米国ミズーリ州）は「遺伝子組み換え作物の表示義務の撤廃」を繰り返し要求しています。自社開発の遺伝子組み換え種子に知的所有権をかけ、農民が自家採取した種子を撒くのを同社は禁止しました。そして種子が発芽しないよう作為的に改造した「ターミネーター種子」の生産をしています。その目的は農民が毎年同社から種子を買わねばならなくすることです。これは「種子の独占」をはかり、世界の農業を支配しようとする動きに他なりません。そのような種子からつくられた作物には安全性の点で大いに疑問があります（アンディ・リーズ著、白井和宏訳『遺伝子組み換え食品の真実』白水社、参照）。

遺伝子組み換え作物が農薬の使用量を減らすという謳い文句であったにもかかわらず、実際には逆にそれが増えてしまったということも同書では報告されています。そしてラウンドアップという強力な除草剤をモンサント社から買って使うことを農民たちは強いられていくのです。

また、遺伝子組み換え食品を摂取した人々にアレルギー、がん、自己免疫疾患が発症していることが疑われているのですが、その危険性を実験によって指摘した研究者が次々と研究職から追われていっているということを告発した映画もあります〔ベルトラン・フェアハーク監督『サイエンティスト――買われる真実』デンクマールフィルム（ドイツ）制作、二〇一〇年〕。

遺伝子組み換え商品という点ではHPVワクチンも共通しています。サーバリックスとガーダシルの二つともそうなのです。GSK社のサーバリックスは、イラクサギンウワバという蛾の細胞の遺伝子、メルク社（MSD）のガーダシルは、酵母の遺伝子を使用した遺伝子組み換え商品です。そのようなものを体内に入れた場合、どのようなよくない事態が身体に生ずるかの全貌はまだ未解明です。今、出現している接種被害者の少女たちは実験台にされたようなものなのです。

またTPPのISDS（Investor State Dispute Settlement）条項（投資家vs国家の紛争処理条項）には大きな問題があります。たとえば、仮にモンサント社のやり方によって何かトラブルが起きて国家が歯止めをかけようとしても、モンサント社がその国家を直接、国際仲裁裁判所に訴えることができるようになってしまうのです。企業活動の邪魔をしたという理屈でその国家の司法権は実質的に剝奪されるようになってしまいます。グローバル資本の営利行動のほうが国家の主権よりも優遇されてしまうのです。これはかなり大きい問題なのですが、我々は十分にその危険性を認識しているでしょうか。

ISDS条項を使った製薬会社が国家に対して多大な損害賠償を支払うことを求めた実例が、注意欠陥多動性障害（ADHD）の治療剤アトモキセチンをめぐって発生しています。臨床実験期間が不十分だとしたカナダ政府に対して、米国イーライリリー社が、最初はカナダの最高裁判所に提訴して却下されたので、次にはISDS条項を使って約五億カナダドルの損害賠償を求めたのです。二〇〇四年のことです。米国イーライリリー社の言うことにカナダ政府が従わねばならなくなるのです。グローバル化が進めばこんなことが今後、多発してしまいそうなのです。

仮にHPVワクチン接種被害者がワクチンメーカーに対する賠償判決を勝ち取り、それが最高裁で確定しても、GSK社とMDS社は賠償を命じた最高裁判決により損害を被ったとして日本政府を相手取って、ISDS仲裁に付託することができるようになるのです。

3　対米従属構造のなかの「革新」を問い直す

被害を受けた少女たちはいったい何の犠牲になったのかという問いは、多様な視点から検討していかねばならないでしょう。たとえば、医療というと文句なしにいいものだと思い込んで思考停止になってしまう傾向も考えてみるべきことの一つです。とりわけ、いわゆるリベラル系とかいわゆる「革新」系の人たちに、医療賛美絶対主義とでも呼ぶべき態度がみられるのではないでしょうか。そのような態度が邪魔をして今起きている問題の本質が見抜けなくなり、医療や健康不安で金儲けをしたい人たちがやりたい放題になっているのかもしれません。

今日、医療をめぐっては実にたくさんおかしなことが起きています。たとえば、降圧剤を売りたい都合からの血圧基準値の引き下げがあります。「異常」が多くなるように学会ぐるみで数値を操作していたのです。権威ある学者たちが製薬会社に協力してしまう構図がみられます。それを批判する勇敢な医師がたまにいると、村八分にされてしまうムラ社会を問わないとなりません。二〇一三年七月に話題になった、ノバルティスファーマ社のデータ捏造事件は氷山の一角にすぎません。「血圧高めの方へ」という思わせぶりなＣＭに、多くの人が振り回されてしまうことについては消費者の反省が必要です。血圧は理由があって高くなっているのに消費者はそのことがわからなくなっているのです。

この他にも精神科での抗うつ剤の使い過ぎをはじめ、医療をめぐって巨大なグローバル資本の都合のために人間を手段化して起きている驚くべき事態は多々あります。

それにしても、ここで考えてしまうのは、敗戦後長く続いてきた対米従属構造は「革新」の側にもある種のゆがみをもたらしてきたということはないのかという問題です。その問題はこれまであまりきちんと語られてこなかった気がします。

「平和憲法を守れ」というスローガンだけで人々が運動に参加し、そのことだけで自分は「革新」側にいると満足してしまう構造が変わらなければなりません。むろん「平和」が尊いのはあたりまえですが、その崇高な理念の前で人は思考停止状態になってしまうのです。そこに落とし穴があります。これは「人権」とか「弱者擁護」とかあるいは「医療」のような理念にしても同様です。

こんなことを言うと「おかしなことを言い出して」と思われるかもしれませんが、いわゆる「革新」側がワクチン接種の推進に大きく関与していたことは問われるべきだと私は考えています。たとえば、『新婦人しんぶん』は、これまで各種ワクチンの公費助成推進の記事を多く載せてきました。子宮頸がんワクチンについても同様で、ワクチン推進派の学者に度々コメントさせています。

二〇一三年三月にはすでに『東京新聞』などの報道によって副反応で重篤な被害が出ていることは知られていたのですが、そのあとも『新婦人しんぶん』がワクチン接種推進の姿勢をなかなか崩さなかったことは気になりました。

たとえば、本章冒頭で見たとおり、二〇一三年三月二十八日の参議院厚生労働委員会で、はたともこ議員が鋭い質問を重ねて政府参考人の矢島鉄也・厚生労働省健康局長からこのワクチンの無効性を認めさせる発言を引き出したのですが、その直後の四月十八日付の同紙（二一九八三号）には薗部友良氏による、このワクチンは有益であり、副反応は「紛れ込み」とする内容の寄稿記事を掲載しているのです。

また同年六月十四日の接種勧奨の一時中止の決定以降にもなお、同紙は七月十一日付（二一九九四号）にて岡部信彦氏（厚労省検討部会委員）にインタビューをし「今回の見合わせは一時的なもの」と言わせています。そこには副反応に対して過小評価する趣旨の発言がみられます。

薗部、岡部両氏は、共にサーバリックス、ガーダシルの製造元の製薬会社（GSK社、メルク社）からの利益相反が明らかになっている人物です（岡部氏には第五章で再び登場していただきます）。「革新」の支持基盤として医療系の職場の存在は大きいという利害状況があり、思考停止状態のまま医療絶対擁護のようなスタンスをどうしても取りがち、ということがあったのではないでしょうか。先に福島みずほさんがサーバリックスの認可が十分な臨床試験の結果を待たずにあまりに大急ぎでなされてしまったことを、二〇一三年三月二十八日に国会で追及していた旨を紹介しましたが、「人々の健康と命を守る」と銘打っている勢力が必ずしも福島さんらの応援をしたわけではなかったのでした。

以上のことを一事例として、いわゆる「革新」は実は敗戦後七〇年にわたって「対米従属」構造を継続させる役割を果たしてきたのではないかという疑惑が浮上してくるのです。「革新」側も「保守」側も、その多くは共に「対米従属」を別の角度から支えてきたのではないのでしょうか。

やや穿った言い方ですが、いわゆる「保守」といわゆる「革新」の両者は、どちらも一種の利権追及団体として機能していたという事実が浮上してくるのかもしれません。「保守」が土建業界の利権を集約していたとすれば、「革新」は医療業界の利権を集約し、そして税金が公費助成推進運動の獲得成果として製薬会社や医療機関へと流れる構造があり、「革新」はそうなるよう圧力をかけてきたとは言えないでしょうか。思考停止状態のままに、デモ・署名集めが「善きこと」として続けられてきたのです。見方によっては、少女たちはこの構造の犠牲者であったとも言えるのです。

このような構造は敗戦以来のものです。たとえば、笠井潔・白井聡『日本劣化論』(ちくま新書、二〇一四年)の第四章「右と左がどちらも軟弱になる理由」に次のやりとりがあります(一五九頁)。

笠井　日本の左翼や民主主義勢力は第二次世界大戦後、国にだまされたという大衆意識に批判的に対峙することなく、それに乗っかかった。

白井　戦後革新勢力もアメリカにすっかりやられたということでしょうね。国体護持のために、すなわちアメリカによる対日支配のために発明されたものにほかならない陸軍悪玉説、東京裁判史観を徹底批判しなかった。

二人は、さらに憲法九条は、原理的に日米安保条約と相互補完的であり、九条支持と安保反対は両立し得ないものだったのに「革新」は、その事実から目を逸らし続けてきたことを確認しています。五五年体制下で自民党と社会党は共に対米従属構造の維持のためのパフォーマンスを続けたのです。

対米従属によって長期的には対米自立をはかる、そして軍事面はアメリカにお任せして経済成長の達成をめざすというのが敗戦後のまもない時期に吉田茂首相の選んだ日本再建の基本路線でした。それはある意味では賢明な判断だったのかもしれません。この路線は経済大国日本を実現させました。ですが、白井聡さんの『永続敗戦論』（太田出版、二〇一三年→講談社α文庫、二〇一六年）が指摘するように、敗戦という事実を否認し続けるがゆえにますます対米従属を深めてしまう現実があるということを直視しなければならないでしょう。戦後の日本は事実上、アメリカの属国であり続けている。にもかかわらずこの事実が日本国民に全く自覚されていないこと自体が大きな問題なのです。

そして五五年体制以降、冷戦構造の中ではそれなりによく機能して安定していたこの路線を継続していこうとすることが今やかなり危うくなっている現実もあります。

4 「失われた二〇年」の根本を問う――一九八五年のプラザ合意、一九八八年のバーゼル合意など

現在、日本社会は全体的にみて医療の存在感ばかりが目立つようになっています。衛星放送のテレビCMを見ていても、健康食品系がやたら目立ちます。健康不安に囚われた高齢者にそうした商品を買わせるビジネスが隆盛をきわめています。高齢化が進むなかで医療系は確実に利益が見込めるので、他業種からの新規参入も増えています。その中でワクチンも有力な商品になっています。もし公費助成を勝ち取れば、莫大な利益が見込めます。医療はグローバル化によってエンドレスの膨張へと向

かっているのであり、おかしなことですが、右肩上がりで成長していくためには「患者」をたくさんつくらなければならないのです。

このような過剰医療社会を作り出したそもそもの原因は何かということを探っていくと、やはり経済環境の激変が大きいと気づきます。以下では、孫崎享さんの『戦後史の正体』(創元社、二〇一二年)の記述を参考にしながら、日本社会の三〇年前くらいまで遡及して変化を追ってみましょう。

いつのまにか日本の製造業はすっかり空洞化してしまいました。その原因ないし発端を辿ると一九八五年のプラザ合意に行き着きます。「失われた二〇年」と言われますが、一九八五年九月二十二日、ニューヨークのプラザホテルで先進五カ国の大蔵大臣、中央銀行総裁が集まり、「主要非ドル通貨の、ある程度のいっそうの秩序ある上昇が望ましい」と決めました。日本の通貨をわざと円高にしてアメリカへの輸出に歯止めをかけました。その結果、円高で製品の輸出が困難になった日本企業は海外に進出するようになったのです。

日本の銀行は一九九〇年には世界のベスト10に七行も入っていました。一位が第一勧業、二位が三菱、三位が住友、四位が太陽神戸三井などと。日本経済はこの頃まさに絶頂期だったのですが、二〇〇九年では九位に三菱東京ＵＦＪが入っているのみです。一九九〇年当時のアメリカは日本の経済力に圧迫感を感じていました。そこで日本の銀行のこれ以上の成長に歯止めをかけたのがバーゼル合意によるＢＩＳ規制でした。一九八八年、国際決済銀行が銀行の自己資本比率に関する規制を決めました。日本の銀行の競争力を弱める狙いからＢＩＳ規制は定められたのです。それにより、総リスク資産に対して自己資本比率が八％に達しない銀行は国際業務から撤退することになりました。日本の銀行は貸し出したお金に対する自己資本比率が低かったのです。高騰した土地を担保にした日本の銀行の貸付能力の高さに不安を感じたアメリカがそこに目をつけてとった対抗手段がこれでした。

その結果、自己資本比率を高めるために日本の銀行の貸し渋り、貸し剥がしが起きました。こうして企業活動は停滞します。企業活動が不振になると、貸し出しは不良債権になります。あるいは自己資本比率を高めるために新規に株式を発行しましたが、株式に回るお金には限りがあるから既存の株式にお金が回らず値下がりします。銀行が持っていた株式の評価が下がり、結果的に自己資本比率も低下してしまうのです。

これらはアメリカが日本の利益を意図的に奪った事例です。ソ連が崩壊する寸前だった一九九一年の時点でアメリカにとって最大の脅威は日本の経済力だったのです。一九八九年に三菱地所がロックフェラーセンターを買収し、ソニーがコロンビア・ピクチャーを買収したのです。アメリカが考えたのは、ソ連が崩壊した後も強大な軍事力を維持すべきだろうかということでした。

マクナマラ元国防長官は「三千億ドルの国防予算は半分に減らせる」(『ニューヨークタイムズ』一九八九年十二月三十一日)としましたが、パウエルらの「最強の軍事力を維持すべき」という意見が勝利します。こうしてイラン・イラク・北朝鮮等「ならず者国家」の存在がクローズアップされることになりました。また経済的に強くなりすぎた日本をいかに米国の軍事戦略に巻き込み、お金を使わせるかが関心の的になったとも言えます。

湾岸戦争で日本は一三〇億ドルの資金協力をしました。しかし「お金だけではだめだ。人的支援もしなければ」「自衛隊を海外派遣しなければならない」という雰囲気が次第に強まります。これには当時のアマコスト駐日アメリカ大使の工作があったのです。日本が自衛隊を派遣しなかったことに対して国際的非難が実際にあったわけではなかったのに。

ＣＩＡはこの頃から日本の経済力を米国の敵と位置づけ、対日工作を大々的に開始しました。一九九三年八月九日発足し、対米従属を変えようとした細川政権は「多角的安全保障」を「日米安全保障」に優先させたのでＣＩＡはこれをつぶそうとしました。これを主導した西廣整輝元防衛次官、畠山蕃防衛次官は共に怪死し、細川首相は佐川急便からの借入金返済疑惑で退任してしまいます。

対米従属に反して日本の国益を守ろうとするまっとうな官僚が当時はいたのです。ＣＩＡはそのような官僚組織をつぶせば日本はアメリカの思惑どおりになると考えました。一九九八年にマスコミが大きく取り上げた大蔵省接待汚職疑惑の「ノーパンしゃぶしゃぶ事件」はその典型です。国民は、官僚はみんな悪いやつらと思い込んでしまったのです。そして大蔵省は省庁再編で分割されます。この動きもアマコストの仕掛けたものです。メディアにも介入して大衆操作をしています。官僚の気質も変わっていきました。対米従属構造に対抗して国民の利益を守る官僚が次第に少なくなっていったのです。こうして日本社会は、ロビイストの暗躍しやすい環境になりました。

子宮頸がんワクチンも公費による接種となれば取りはぐれがなくなります。国内の製薬大手は「二〇一〇年問題」で新薬の特許切れが相次ぐなか、新たな収益源を求めていたのです。市場の拡大、政府の支援などをにらみ、参入を決めました。二〇〇九年に成立した民主党政権は「コンクリートから人へ」という路線でこれに応じたのですが、その内実は「医療」関係の予算の拡張でした。民主党に限らず、「人々の健康と命を守る」勢力は、構造的に医療の過剰を批判しにくい立ち位置に居続けてきたというべきでしょう。

こうしてみると、HPVワクチン接種の被害は、歴史的につくられた環境の中で生じてしまったものというようにも考えられてきます。アメリカの進めるグローバル化、アメリカ標準のおしつけという暴力は、外交、防衛のみならず、エネルギー、食糧、医療、教育などにまで及んでいます。そういう歴史的な視点からこの問題を掘り下げていく余地はあるのです。

アメリカにとって日本はもはや「東アジアにおいて最も重要な国」ではなくなっているという、孫崎享さんの『不愉快な現実――中国の大国化、米国の戦略転換』（講談社現代新書、二〇一二年）の指摘はあたっているのでしょう。中国、韓国等の台頭で相対的地位の落ちている日本はもはや守ってあげる価値があるどころか、むしろ収奪の対象となりつつあるのです。そしてアメリカ系のグローバル企業が活動しやすい条件をつくっていこうとする具体的な動きが強まるなかで、厚労省の役人たちは、ワクチン接種による副作用で被害者が出ていることを否認しようとして、見てきたような無理を重ねているのです。

5　薬害スモンも対米従属構造の中で起きた

先にモンサント社というアメリカの巨大なグローバル企業が世界中でなしている悪行に触れましたが、遺伝子組み換え商品を世界中に広げていこうとする強い力が働いて今回の薬害事件、HPVワクチン接種被害事件が起きたという認識を我々はきちんと持つべきでしょう。

対米従属の姿勢が敗戦後の日本で続いたために過去に起きた薬害の事例を挙げておきます。たとえば、スモン病（亜急性脊髄視神経症）があります。アメリカでは戦時に南方戦線でのアメーバ赤痢の治療に限定して慎重に使われていたキノホルムを、日本では整腸薬として長期にわたって大量に投与するという特異な使い方をした結果、起きたのがスモン病でした。日本の製薬会社や医師たちのチェックが甘かったこともありますが、アメリカで使っていた薬だからいいものに違いないという思い込みが関与していた可能性があります。被害者は全国で一万一千人以上に上ります。

国内のキノホルム使用量は一九五三年から一九六一年までの間に二二〇倍に増加しています。このスモン病、最初は原因がよくわからなかったのです。ウイルス説も出ていたのですが、子どもが罹らない、熱が出ないなどの理由から否定されてキノホルム説に次第に絞られていったのです。製薬会社はそれをなかなか認めようとしなかった経緯もあります。

一九六四年の七月、「戸田の五輪ボートコース付近で奇病発生」と報じられたのでしたが、実は東京オリンピックのボート競技の会場なので「世界中の人がやって来るのに赤痢なんかが流行したら申し訳ない」という趣旨から保健所が地域住民にキノホルム剤を配布していたのが原因だったと後になってわかりました。東京オリンピックを契機に首都圏の衛生環境の改善は格段に進んだとされていますが、過度の清潔志向が仇になっての出来事でした。キノホルムが原因であることは、一九七〇年九月に中央薬事審議会が「販売の中止と回収」を決定してからスモン病の発生がぴたりと止まったことではっきりしました。

見方によっては、スモン病とは日本がアメリカ以上にアメリカ的なやり方をした結果、生じてしまった薬害であったと言えます。また戸田の一件からは、強迫的に衛生や清潔を志向する意識も気になってきます。過去のこうした薬害の教訓を今、我々は十分に活かしているのでしょうか。

さらに付け加えておくなら、アメリカから「よいもの」として入ってきた薬物であるフッ素の害悪があります。小学生によいものとして推奨されている歯へのフッ素塗布は実は有害です。医薬ビジランスセンターの浜六郎さんが早くからこのことに警鐘を鳴らしています。発がん作用などの副作用があります。フッ素は戦時中に米軍によって原子爆弾用の濃縮ウラン製造に用いられました。周辺の作物、動物に大きな被害が出て、住民に訴えられるので、米政府がそれを打ち消すために「虫歯予防に利用できる」と主張したのです。日本政府もそれに右にならえをしてしまっているのです。

フッ素の危険性という問題については、拙編著『健康不安と過剰医療の時代』でも、浜六郎さんが「『虫歯予防にフッ素』はなぜ危険か」という論文を寄せて下さっています。興味のある方はそちらをお読みください。この話は、保健体育の先生、保健室の養護教諭の先生にぜひ知っておいてもらいたいものの一つです。

第五章　こんな危ないワクチンをまだ勧める「わるいやつら」の考察

――医療者の責任と「看護人的状況」を問うために

ＨＰＶワクチンを推進したい側の医師たちは、被害者の副反応を「心的要因による」で済ませようとしてきました。しかも不随意の痙攣などの重篤な症状についてはその医師の理解を超えているものだから「詐病」扱いしたケースまで出ています。そのことは被害者を傷つけ、余計な苦しみを与えてしまっています。本当にひどい話だと思います。

現代日本では、「医師」という職業者であるだけで人々からの信頼は異様なくらいに厚いのです。「医師」を多くの人は無批判的に尊敬してしまうため、理不尽なことがあっても批判しにくくなっています。それに医学・医療は知識の専門家支配も強い領域です。批判しにくさが盲点になって医療が産業化し、やりたい放題のことがなされているのです。医療はただでさえお金の動きが大きいのですが、製薬会社がセールス活動を展開しやすい土壌がこうした事情からすでに用意されているといえます。医師に製薬会社のセールスマンとして稼働してもらいたい事情から、医師をことさら持ち上げ権威づけようとする力がメディア等によって行使されている点にも注意しておくべきでしょう。

本章では、この構造に便乗してなされている悪事の横行を次の順で検証してみます。

第一に、週刊誌から学術誌までを眺め渡し、このワクチンに関してどのような知が消費されているのか見ていきます。大ウソが堂々と「真実」として語られたり、学問の世界まで製薬資本の都合で振り回されていたりするケースもあります。医師たちが巨大な利権構造の中で今や薬のセールスマンのような役割を担ってしまっているのです。

第二に、接種再開に熱心な医師たちの言動とその問題点にスポットをあててみます。「わるいやつら」とは松本清張さんが医師たちの世界の腐敗ぶりを描き出した作品のタイトルですが、推進派の医師たちは本当に「わるいやつら」ばかりなのです。このワクチンの危なさをよく知っていて推進側に身を置いていると思われるからです。しかし、揺れている「わるいやつら」もいるのでしょう。あるいは推進側の力に抗して、苦しむ被害者のために何とかしたいと頑張っている人たちもいます。そちらの動きにも光をあてます。

第三に、この機会に医療とはそもそもどんな仕事であるのかという問題を「看護人的状況」という概念を手がかりに再考してみたいと思います。経済学者の内田義彦さんが、自らの闘病経験を踏まえて書いた「方法を問うということ――看護人的状況としての現代における学問と人間」という一九六八年に書かれたやや古い論文は、その際に大いに参考になります。「わるいやつら」とは「看護人的状況」を生きていない人たちの総称なのです。

一、二〇一六年の女性週刊誌の記事三点から

女性週刊誌とは、美容室や銀行などによく置かれていて順番を待っているお客さんによって読まれ

る媒体です。主婦にもわかりやすく書かれます。主婦はそこで得た知識を家に帰って夫や子供たちに話すかもしれません。ですからそこにどんな記事が載るかということは社会意識の形成上、結構重要なものといえるでしょう。知識の普及現象として社会学的考察の対象になり得ます。その知識が科学的にみて正確なものか否かについては、十分に注意を払わねばなりません。

まずは二〇一六年に出た女性週刊誌の記事から気になった三点について紹介します。ただし、この年の全ての女性週刊誌の全ての記事を私が見ているというわけではありません。これらはたまたま私の目に止まったものであることはお断りしておきます。

1 「HPVの新真実一〇」の正体――『週刊女性自身』十一月二十二日号

最初にこれはちょっとひどいなと思ったほうから取り上げます。

二〇一六年十一月二十二日付の『週刊女性自身』誌（光文社）には「知らないとがんになるHPVの新真実一〇」という記事が見開き二頁を使って掲載されています。写真入りで出ているウィメンズクリニック南麻生の清水敬生院長が次の「新真実一〇」について解説している内容のものです。

①HPVで罹患するがんは子宮頸がんだけではなく、食道がん、咽頭がん、喉頭がんもそうである。
②セックス前に男性器をよく洗うとHPV感染を防げる。
③HPVはインフルエンザと同じDNA型ウィルスで、手をつないだだけでも感染する可能性がある。
④男性器のコンドーム装着だけではHPV感染を防げない。

⑤ＨＰＶに感染して「異形成」になったら自然に消えることはない。
⑥ＨＰＶは一〇〇種類以上あり、がんにならない型もある。
⑦ハイリスク型（16・18型）ＨＰＶに感染した場合、一年以内にがん化することもある。
⑧保険適用の「細胞診」はエラーが多く、ＨＰＶに感染していても陰性と出ることがある。
⑨保険適用のＨＰＶ検査では尖圭コンジローマの要因となる6・11型を判別できない。
⑩ＨＰＶワクチン（ガーダシル）による重篤な副作用と認められたケースは今までにない。

これらのうち、内容が正しくてまっとうなのはどれでしょう。①③④⑥くらいかと思います。他については全て、事実としてまちがいであるか、あるいは仮に部分的に事実であっても誤解を誘発するような作為的記述がなされていると思います。

本書をここまで読んだ方は、⑩が明らかにまちがいであるとすぐにわかるはずです。なぜ⑩でわざわざガーダシルを取り上げているかは、解説の記述をみるとわかります。

つまり、「ガーダシルは16・18型に加え6・11型も予防でき、世界シェアは九〇％以上。一四年十二月四日には、さらに31、35、45、52、58型も予防可能なGardasil-9に進化し、世界中に普及しました。重篤な副作用があれば進化型の開発もされないはずです。しかし日本の厚生労働省は、16・18型の二つしか予防できず、世界シェアは一〇％以下、しかも後発のサーバリックスを先行輸入し（二〇〇九年十二月二十二日）、ガーダシルの承認を約二年遅らせました。政治的ではない科学的な判断で、一刻も早くGardasil-9が承認されることを望むばかりです」とあります。

要するにこの医師はガーダシルの宣伝マンの役割をしているわけです。たぶんメルク社と利益相反があるのでしょう。同社のガーダシルとGSK社のサーバリックスとの激しい競争という業界内の事情もあるらしいことが透けて見えてくる記述です。この「新真実一〇」がそもそもGardasil-9の承認へのアピールのために書かれたものとも読めます。雑誌を出している版元もメルク社や推進派の医師たちとおそらく通じているのでしょう。だからこそ⑩のような大ウソを「真実」として平然と載せてしまうのです。主婦らが読んで「真実」と勘違いしてしまったら本当に罪深いことだと言えます。

Gardasil-9も原理的に考えておそらく強力なアジュバントを使用しています。使用したら脳障害などの重篤の副反応被害が一定数、出てしまうことは火を見るより明らかです。解説文の中にある「重篤な副作用があれば進化型の開発もされないはず」というのも事実を見ていない転倒した、身勝手な書き方というしかありません。

それでは、⑩以外の項目についても見ていきましょう。

②については、男女とも性交未体験でもHPVに感染することはあるようですから、厳密にはまちがっています。ただ「石鹸でよく洗えばほとんどのHPVは落ちるんですよ。男性が他の女性とセックスしたあと、よく洗わずに別の女性と性交渉し、感染するということですね」という②の解説の文章は大筋ではあたっていると言えます。それから②と④は矛盾しています。

⑤、⑦は脅しですね。「異形成」のほとんどは免疫力が高ければ自然消滅することがわかっています。⑤の説明は稀なケースのものを過度に強調して言っているにすぎません。⑦も同様です。「ハイリスク」という言葉で怖がらせていますが、「一年以内でがん化する」のはごくごく稀なケースです。

⑧は、「HPVに感染」がそれだけであたかもたいへんな、非常によくない事態であるかのように書いていますが、先にも記したようにHPVは常在菌であり、特にそれだけで危険なものではありません。

⑨は、書かれていることそれ自体は事実なのかもしれませんが、なぜこのようなことを「真実」の一つとしてわざわざ掲げるのかという疑問を持って受け止めてみるべきでしょう。同じ疑問は、⑥にも言えます。⑥についての解説を読むと「なるほどね」とその理由がわかります。「HPV感染がわかったら、まずはHPV-DNA型判定（自費診療・ウィメンズクリニック南麻布では一万九千円）で型を調べること」となっているのです。

HPV-DNA型判定は、今や開業医にとって商売としておいしいのでしょう。高額の、保険の効かない自費検診へと誘導していくことをねらいとしている書き方です。⑧も⑨も健康不安に取り憑かれている、金回りのいい階層の女性たちを脅して検査に来る機会をつくろうとしているのです。読者はそういう舞台裏を知らねばなりません。

この記事にいう「新真実」の正体とはこのようなものなのです。

2「子宮頸がんワクチンは誰を幸せにしたのか」――『週刊女性セブン』四月十四日号

むろん、女性週刊誌の名誉のために言っておきますが、こんな記事ばかりでもありません。被害者の側に立ち、問題に切り込もうと頑張っているものもあります。

二〇一六年は、集団訴訟が始まった点で問題局面が大きく変わった年です。接種を再開したい側と被害を訴える側との攻防が一段と激しさを増した年であったわけですが、次のような記事が載っていたのをとても嬉しく思いました。

集団訴訟の開始が決まって記者会見が行われたのは二〇一六年三月でした。それに呼応するようにして『週刊女性セブン』誌（小学館）の二〇一六年四月十四日号は、「子宮頸がんワクチンは誰を幸せにしたのか」という、かなり力の入った記事を掲載しています。医療ジャーナリストの伊藤隼也さんと「本誌取材班」が取材したとあり、分量も五頁にわたっていて週刊誌の記事としては長いものです。「今なお苦しむ少女たちと相半ばする評価。この問題が私たちに突きつけるもの」というサブタイトルが付いています。そこには、被害当事者で千葉県在住の磯山友子さん（仮名）、被害者全国連絡会代表の松藤美香さん、同事務局長として被害者に寄り添い続けている池田利恵・日野市議会議員、被害者の症状を「ＨＡＮＳ症候群」と名付けた西岡久寿樹医師らが登場しています。

磯山さんのコメントが載っています。病院で詐病扱いされて随分とつらい思いをしたようです。「何度も『学校が嫌なんでしょ』『友だちと何かあったんでしょ』と言われた。痛くて苦しくて死にそうなのに、いつも心の問題にされました。最初は本当に精神の病かと思ったけど、やがてお手洗いや歯磨きも自分でできなくなり、心の病気でこんなに自分を殺せるはずがない、絶対に違う、と確信しました」とあります。

池田事務局長は、このワクチンが多くの家族を破壊させたとして次のようなコメントをしています。

「働く母親は娘が病気になると看病で仕事を辞めざるを得ない。母親が精神的にダウンし、母親を含む一族に二次、三次被害が生じたり、接種させた妻を夫が責め、離婚に至るケースも多い。社会人になる前に娘が被害を受け、家族計画が崩れる。将来が見通せないつらさが大きい」

そういえば、私もご本人からではなく間接的にお話を伺ったケースですが、実際に娘さんがワクチン接種後に不随意の痙攣などを発症したのがきっかけとなって、離婚してしまったご夫婦がいらっしゃいました。妻が夫や夫の実家から遺伝性の疾患と勘違いされて「うちの家系にはそんな病気の者はいない。お前の家系のせいだ」と言われたことが発端になったそうです。ワクチン接種の副反応はそんな破綻まで引き起こしているのです。

『週刊女性セブン』誌の同記事で目を引くことの一つは、「三月十六日、厚生労働省研究班代表の池田修一・信州大学教授は子宮頸がんワクチン接種後に脳機能障害が起きた少女のうち、約八割の免疫システムに関する遺伝子が同じ型だったと発表した。ワクチン接種後に免疫機能が異常をきたした可能性を示す分析だ」としっかり記している点です。この池田教授への攻撃はその後エスカレートします。そのことは第四章で触れました。

またもう一つ、それまでは「家族の健康を願う普通の主婦でした」という松藤さんが娘の発症を機に背景を調べ始め、製薬会社の「利益相反」に気づいていったこと、製薬会社の前で抗議活動を行ったこと、それに対して東京大学医学研究所の上《かみ》昌宏医師らからツイッターで「社会運動はそろそろやめたらどうだ」という、心ない批判がきたことなどがきちんと記されているのもこの記事が優れている点です。

上氏はいったいどんな意図でこのようなことを書くのでしょうか。「被害を訴えているが、それはワクチンのせいではない」とでも言いたいのだと思います。ワクチン接種と副反応の因果関係を断固認めたくない一人なのでしょう。上氏は「社会運動」とは怒りなど正当な理由があって生じているものという認識を全く持ち得ていない人なのであり、「空騒ぎ」というようなイメージでこの概念を捉えているようです。人の苦しみに寄り添うのが医師なのにと思います。娘のために必死の思いで立ち上がった被害者の親たちを傷つける本当にひどい言い方です。

3　何らかの事情で連載は中断されたらしい──『週刊女性』八月九日号〜

あとの一つも被害者の立場に立ってこの薬害事件を批判していこうとする姿勢から書かれていると思われる記事です。『週刊女性』誌（主婦と生活社）は、二〇一六年八月九日号から「短期集中連載」を開始しました。八月中に二回の記事が出ています。七月末に集団訴訟がスタートしたことを受けての連載企画だったようです。

連載の一回目は「積極勧奨の中止から三年　現在も続く全身の痛み、脱力──普通の女の子の毎日を返してほしい」となっていて三頁を使っています。「七月二十七日　被害者六四人が集団提訴」とあって原告側弁護団代表である水口真寿美弁護士のコメントを紹介しています。被害当事者として、千葉県在住の園田絵里菜さん（一九歳）、山梨県在住の望月瑠菜さん（一七歳）、バイオリン演奏家の伊藤維さん（二〇歳）がコメントをしています。三人に共通しているのは、ワクチンを打つまでは健康そのものであった点です。

二回目は二頁と短いものです。一回目に予告のあった「娘にワクチンを接種させたことで苦悩する母たち」として井上美樹さん（一九歳、仮名）とその母、美幸さん（仮名）、そして第一章の最後に紹介した被害者連絡会神奈川支部長の山田真美子さんが登場しています。

しかし、二回目に予告してあった九月六日号に記事はなく、その後も調べた範囲では記事は見当たりません。何らかの事情によって連載は中断されてしまったようです。その詳しい理由についてはまだよくわかっていません。ただ同誌は「共謀罪」の問題でも力の入った記事を載せていますから、今後、HPVワクチンの薬害事件も形を改めて取り上げていくのではと期待しています。

二「わるいやつら」の読むに耐えない文章を読み解く

1 なぜ、論文が勝手に撤去されたのか――国際査読誌『VACCINE』

二〇一六年二月には、HPVワクチンの毒性に関する動物実験結果を記したシェーンフェルド（Shoenfeld）さん（テルアビブ大学）らの論文を、国際査読誌『VACCINE』が、査読を経て一旦はオンライン上に掲載しながら、その後、ワクチンメーカーと利益相反のある（研究費などの形で金銭などを受け取っている）同誌編集長の介入により、著者らに無断で撤去（撤回）するという驚くべき出来事も発生しています。

その後この論文は投稿し直して他誌に掲載されたのですが、上記の一件の経緯は、長く薬害に取り組んできた薬学者の寺岡章雄さんと保健学者の片平洌彦さん（臨床・社会薬学研究所長）の共著論文「HPVワクチンの安全性――国際査読誌が動物試験論文を掲載後に不正撤去」（『日本の科学者』二〇一七年一月号）が明らかにしています。

シェーンフェルドさんらによるHPVワクチンの毒性に関する動物実験は、アジュバントとして使われている水酸化アルミニウムやガーダシルなどを四群に分けたマウスに投与してみたものです。その結果、抗体レベルの上昇、ガーダシルがアルミニウムのアジュバントとHPV抗原とを媒介として神経炎症と自己免疫反応を惹起《じゃっき》する事実が確認されています。こうした結果は、HPVワクチンの有害性を示す重要な証拠であるがゆえに『VACCINE』誌編集長は不正撤去に及んだと思われます。

寺岡・片平論文によると、撤去は『VACCINE』誌編集長で医師のポランド氏によってなされたことがわかったそうです。そしてポランド氏の利益相反を調べると、ガーダシルを販売するメルク社に対するワクチンコンサルタントの他、メルク社が行った新規ワクチンの臨床試験の安全性評価委員会の委員長を務めていることもわかりました。

この不当撤去に対して、臨床・社会薬学研究所（代表・片平洌彦）と日本科学者会議（事務局長・井原聡）は共同声明を出し、ポランド編集長と出版社に論文に対して公平性を欠く不当な扱いをしたことを認め、著者らに公的に謝罪することを求めています。それから三カ月が過ぎて何ら返信がないということも寺岡・片平論文には記されています。

2 「薬害『捏造』で若い女性が殺されていく」――『選択』二〇一五年六月号

『選択』誌の二〇一五年六月号には、「子宮頸がんワクチン――薬害『捏造』で若い女性が殺されていく」という記事が載っています。「日本のサンクチュアリ」というコーナーです。著者名は記されていません。匿名をいいことに書きたい放題に勝手なことを書いています。

このサブタイトルのつけ方からして挑発的で攻撃的です。このワクチンを打たないために子宮頸がんの患者が増えることを指して「若い女性が殺されていく」としているのでしょうが、ここまでの事実誤認となるとあまりの誇張ぶりに苦笑してしまいます。

子宮頸がんの実際の死亡者数の推移については第三章で示した通りです。本当に「殺されていく」のはいったい何のせいなのでしょう。ネットで検索すれば、アメリカ、インドなどでガーダシル接種のせいで本当に死んでしまった女性たちの情報がたくさん出てきます（さとう内科循環器科医院　佐藤荘太郎医師のHP参照）。

この『選択』誌の記事には、HPVワクチン被害を訴えている側、ワクチン接種を批判している側を一方的に攻撃する内容が満載です。「厚労省、政治家、製薬会社、弁護士、メディアが一体となって『悪者』に仕立て上げたHPVワクチンは、冤罪を負わされた」（一一三頁）というのです。ここで名指しで「悪者」にされているのは、たとえば、国会で「最終的に子宮頸がんを減らしたというエビデンスはございません」と答弁し、その後接種勧奨の中止を提案した厚労省の矢島鉄也・健康局長、早くからこのワクチンに疑問を呈する記事を書き続けてきた朝日新聞社会部記者の斎藤智子さんらですが、それだけにとどまりません。「副反応問題が起きた途端にだんまりを決め込んだ」という三原じゅん子議員、「延々と副反応調査を継続させた」という田村憲久・前厚労相らまで批判の対象にされてしまっています。

あるいは、被害者連絡会の事務局長をしている池田利恵さんによる「子宮頸がんに罹ったほうがまだ人間らしい暮らしが送れます」との発言の言葉尻を捉えて「こうなるともう反ワクチン原理主義」と指摘している始末。池田さんは被害者の苦しみが現実にどれくらいたいへんなのかということとの比較でこのような表現をしているのに、その文脈抜きにこの部分だけ切り取って語るのですから乱暴でめちゃくちゃというしかありません。

この記事は、批判派をなりふりかまわず、ヒステリックに攻撃している感じです。「だんまりを決め込んだ」というかどで三原氏らにまで批判の及んでいることからは、接種勧奨の中断が続くことへの焦りや苛立ちのようなものさえ読み取れます。この匿名の著者にどのような力が加わってこのようなものを書かせているのかが気になるところです。

3　構築される「科学的な推進派、情緒的な反対派」の対立図式
——『医薬経済』二〇一四年十一月一日号

「HPVワクチン問題は『非科学』の領分——エビデンスは情緒を超えられるのか」(『医薬経済』二〇一四年十一月一日号)という記事の内容もこのワクチンの正体を知った立場からすると相当に腹立たしいものです。

ここでは「科学」と「非科学」の二分法が使われています。エビデンスを重視して「科学的な議論をしている」とされるのは専らワクチンを推進しようとしている人たち。ワクチンに反対している人たちに対しては「情緒」や「非科学」を一方的に割り振っているのです。東海地方のある集会でワク

チンの市民講座を開いたときに反対派の市議が来ていたけれど、推進派の医師の説明を少しも聞こうとしなかったとするエピソードを紹介しています。また、「接種勧奨の差し控え」後もワクチンを「迷わずに勧めている」という医師のコメントを載せています。その医師は「孫にだってワクチン接種を勧める」のだそうですからかなり高齢の方なのでしょう。反対派や慎重派の医師のコメントはこの記事には一切みられません。

この雑誌は業界誌であり、医薬品の販売実績に関心を持つ人たちによって読まれているのでしょう。接種勧奨の中止となって以来、「(サーバリックスとガーダシルの)どちらも、在庫の山をなしている」ことに専ら関心が向いているようです。反対派の動きは本当に困ったものだよねという調子です。そして記事の最後のほうには「MSDは、ガーダシルの後継品となる九価HPVワクチン『V503』を国内申請準備中だ」と記されています。

さきほどの「新真実一〇」のクリニック医師と同じで、この雑誌の読者たちの関心事項はどれくらいこの新製品が売れるかということばかりなのでしょう。打たれる側の少女たちに現れるかもしれない副作用への心配など微塵も語られておらず、専ら商売としてのみ医療を考えている様子がよくわかります。医師たちにもそのような風潮が蔓延しているのだとしたら本当に怖い話です。松本清張はそのような医師を「わるいやつら」と呼んだのでした。

推進派の医師たち、医学研究者たちも、この商売としての医療を強力に進めていこうとする力に巻き込まれているのでしょう。産・官・学の共同で、そこにさらにメディアも加わって、巨悪が、すなわち「わるいやつら」の跋扈《ばっこ》する世界が形成されていると思われます。

4「少女たちの『被害』からの解放」を説く――『Wedge』二〇一六年四月号

村中璃子「子宮頸がんワクチン『被害』からの解放」(『Wedge』二〇一六年四月号)という記事は、「医師・ジャーナリスト」を名乗る著者によって書かれたものです。この村中氏、このワクチンの危険性についてマウスを使った実験によって明らかにしている信州大学の池田修一教授に対し、揚げ足取りのような批判を『新潮45』誌で執拗に展開している論客として第四章でも出てきましたね。「わるいやつら」の中で今、メディアでの露出が目立っている論者の一人です。

『Wedge』の記事には「暴走する大人と沈黙する少女たち」というサブタイトルがついています。被害者の運動の足を引っ張ろうとする意図から書かれていることは明白で、反対派の悪口のような言い方が多々出てきます。「それぞれの先生がバラバラに診ている」とか「『ハンス』の呪文で作られる患者」とか、読むに耐えないことが書き連ねられています。私がお会いした被害者の親たちの何人かはこの文章に強い怒りを感ずると語っていました。

思わず「私を消して!」と叫ぶくらいの、「内臓が飛び出る程の吐き気に苦しむ」くらいの辛い状況に置かれ続けている被害者の治療法を困難の中で必死の思いで模索している、「HANS症候群」を命名した医師たちを非難している記述、被害者の会の活動に生きがいを感ずる母親たちの運動に、当事者の娘が巻き込まれて犠牲になっていると読者に印象付けようとする記述には、特に許し難いものを感じます。

また「強迫性障害」とすべきが「脅迫性障害」と誤植されているなど、編集過程の杜撰《ずさん》さを感じさせる箇所も見受けられます。「強迫」と「脅迫」の違いに著者校正のときに気づかないとしたら、医学研究者として粗雑過ぎると思います。いや、そんなことよりもそもそもこの人は、医師として今目の前にいる苦しむ人と真摯に向き合おうとしているのでしょうか。『新潮45』誌での書き方のことなどをも含めて判断すると、とてもそうは思えません。御用学者とはまさに村中氏のような論者を指すためにある言葉であるのだろうと思いますが、いったいこのような文章を村中氏に書かせているのはどのような力なのでしょうか。

5　「わるいやつら」にも揺れる人はいるのか――岩田健太郎著『ワクチンは怖くない』

ここで第三章の冒頭で某医師による気になるコメントとして紹介しておいた、d.「推進派の医師たちの多くは、よほど不勉強でもない限りは、本当はこのワクチンの胡散臭さ、危なさ、無意味さをよく知っているはずです。でもさまざまなしがらみがあって本当のことをなかなか言えないんですよ」に該当する話をします。

岩田健太郎著『ワクチンは怖くない』（光文社新書）という本は、二〇一七年一月に出たばかりのものですが、かなりのページ数を割いてHPVワクチンのことを論じています。著者は感染症の専門家であり、HPVワクチンの接種勧奨の再開を強く主張しています。同じ版元から以前に出ていた『予防接種は「効く」のか？――ワクチン嫌いを考える』（二〇一〇年）でも「ワクチン嫌いにつける薬」という一節を設けてワクチンの危険性を訴える立場の人たちを揶揄しています。明らかに推進派の論客です。

第一章が「子宮頸がんワクチンとメディア」となっています。「メディア」と銘打ってはいるものの、メディアについて本書のここまでの扱いとは正反対の論じ方をしています。つまり、メディアによる被害者の問題のセンセーショナルな取り上げ方がよくないと岩田氏は言いたいのです。接種勧奨再開を阻んでいるのはラージメディアのせいだと言わんばかりです。

「はじめに結論ありき」はよくないとも言っています（八二頁）。これまた本書の扱いとは正反対の立場からです。このワクチンが原理的にこれまでのものと異なる点について言及はみられません。本書では、第三章で浜六郎さんの解説によってアジュバント使用の危険性について踏み込んだのですが、『ワクチンは怖くない』にはそのような説明は見当たりありません。知らないわけがないと思うので意図的に記述していないのでしょう。

肝心な論点である因果関係について「ワクチンを理由に起きた副作用としては若干時間が経ち過ぎている印象もあります」（五七頁）としていますが、これについては抗体価の維持が長期間にわたるから副反応の発生が遅れて現れることがあると浜さん、打出さんらが指摘しています（本書一一一頁参照）。岩田氏にはその知見がないのでしょうか。ですから「はじめに結論ありき」はいったいどちらかと言いたくなる内容と言えます。

『ワクチンは怖くない』で岩田氏は「『予防』は効果が実感しがたい」として予防医学についての一般的なことを論じているかと思えば、「感情問題にも等しい配慮とまなざしを」と被害者の訴えに対して寛容であるそぶりも見せていますが、右記に紹介した村中氏による池田教授批判をサポートすることにもかなり力を入れて記述しています。村中氏と同様、札付きの推進派であり「わるいやつら」

の筆頭格の論客であることはまちがいありません。

岩田氏の姑息さを感ずるのは、「子宮頸がんワクチンの積極的接種勧奨は再開すべき」と主張しつつ、いざとなったとき（ワクチンの危険性が公的に認められたとき）の逃げ道もしっかりと用意していると思われる点です。

たとえば、「私は西岡氏が観察する患者の状態が嘘だとか、デタラメだとか言っているのではありません。彼女たちは本当に苦しんでいるのだろうと推測します。しかし、それがワクチンのせいだと断ずるには根拠が不十分だと申し上げているのです。しかし、私はもう少しこの議論を深めたいです。もしかしたら、西岡氏が観察した『ＨＡＮＳ』はワクチンのせいなのかもしれない、と。少なくともその全員ではなくても、そういう人もいるかもしれないと」（五九頁）、「西岡氏が専門とする線維筋痛症もやはり、通常の検査では異常がでない、そして日本で見過ごされやすい疾患の典型です。ＨＡＮＳという疾患が『実在する』疾患か否かは将来の医学研究が決着をつけるべき問題です。現時点の医学と医療が行うべきなのは『心身反応』と問題を矮小化せず、かといって科学的根拠が不十分なＨＡＮＳだという決め付けもせず、いずれにしてもワクチンがもたらした苦痛なんじゃなかろうか、と誠意をもって対応することです」（六三頁）などと述べています。西岡さんのお仕事のことを非常に気にしている様子が伺えます。

こうした両義性を持たせた書き方を読むと、じつは岩田氏は、西岡久寿樹医師らの主張している「ＨＡＮＳ症候群」という概念の正しさや、この説の有効性をよく知っているのではないのかと思ってしまいます。所属する学界（学会の誤植ではありません）やそうした学界を事実上支配している製薬産業とのしがらみなど何らかの事情があってそのようなことをはっきりとは言えない立場にいるのではと思われてなりません。もしそうだとしたら気の毒なことです。

「他のワクチンはともかく、このＨＰＶワクチンはちょっとやばいよ」というのが彼のホンネのような気がします。「わるいやつら」の中にはこのように揺れている人たちも結構いるのかもしれません。「いかにして医師たちは薬のセールスマンに転身して良心を失ってしまうのか」という問いを立ててみる必要がありそうです。

6　因果関係の厳格な証明よりも「予防医学における無危害原則」を優先すべき

ここで先制医療に特有の倫理という問題について指摘しておきましょう。

岩田氏は「それ（重篤な副反応）がワクチンのせいだと断ずるには根拠が不十分だと申し上げている」とか「科学的根拠が不十分なＨＡＮＳ」と述べています。つまり、因果関係がまだはっきりしていないから接種すべきだと主張しているのですが、因果関係の証明には相当に時間がかかるかもしれません。その間に被害がますます広がってしまうおそれがあります。それよりも「疑わしきは使わず」という原則が、特に先制医療の場合には適用されなければならないと言えるのです。

先制医療とは、病気になる前に予め先駆的に介入してしまう医療のことです。たとえば、女優のアンジェリーナ・ジョリーさんは、自分が乳がんになりやすい家系ということを考えて乳がんになる前に乳房をとってしまいました。これは先制医療に他なりませんが、それで本当にがんが防げるかどうかは甚だ疑問であると、近藤誠さんは『これでもがん治療は続けますか』（文藝春秋、二〇一四年）で述べています（八〇－八六頁）。

子宮頸がんの予防としてワクチンを接種する療法も先制医療です。がんの原因としてウィルスを想定し、そのウィルスを撃退するという理屈でワクチンを接種していく動きというものはこれからもっと他のがんについても出てくるのかもしれません。たとえば最近の週刊誌には「老化はワクチンで防ぐ」（『週刊ポスト』誌二〇一七年二月三日号）とか、「夢の高血圧ワクチン」（『週刊ポスト』誌二〇一七年二月十日号）といった、あっと驚くような記事が載っています。健康な人に打つわけであり、そうなるとマーケットはたいへん広いわけですから、ワクチンビジネス業界としては魅力的な話なのでしょう。そういったワクチンの副反応は当然気になりますが、週刊誌記事ではそんな都合の悪い話は載せていません。『週刊ポスト』の読者の皆さんは気をつけましょう。

それにしても健康な人にワクチンを打つという場合、どんな倫理的な問題があるのでしょうか。内科医で医療社会学者でもある村岡潔さんが「予防医学における無危害原則」ということを指摘しています。「予防医学の最高段階としての『先制医療』」論文（森下直貴編『生命と科学技術の倫理学――デジタル時代の身体・脳・心・社会』（丸善出版、二〇一六年）所収）の中に見られるその箇所は次の通りです。

先制医療では未病者とラベルされてはいるが、実質、健康体に介入するのであるから、通常医療のようにメリット（治癒）とデメリット（副作用、副反応）をはかりにかけて、デメリットよりもメリットが大きいから適用できるといった甘い判断は正当化できまい。「先制医療」ではデメリットは皆無に近い（あっても短期間で消失し、後遺症とならない軽症の）ことが要請されなくてはならない。本章ではこの生命倫理（医療倫理）的規範を「予防医学における無危害原則」と呼ぶことにする。（四八‐四九頁）

健康な身体に介入する場合、倫理的なハードルは普通よりも高くあるべきというのです。ＨＰＶワクチンは健康そのものの少女たちに接種されました。そして一部の接種者において重篤な副反応被害が出ており、デメリットが皆無どころか多大であることが経験的にわかっています。この一点だけをもってすでにＨＰＶワクチンというものは、生命倫理（医療倫理）的には使ってはだめであることになるわけです。

「ＨＡＮＳという疾患が『実在する』疾患か否かは将来の医学研究が決着をつけるべき問題」であると岩田氏は言っています。しかしそれよりも岩田氏の言う「ワクチンがもたらした苦痛なんじゃなかろうか、と誠意をもって対応すること」のほうを優先すべきということです。ＨＰＶワクチンの中止こそ「誠意をもって対応すること」に他なりません。

三、二〇一三年六月十四日の積極的勧奨の見合わせ

1　勧奨中止の決定にかかわった委員たち

さて、右記で多々見てきた「わるいやつら」が共通して「これは困ったことになった」と思ってい

るところの、積極的な勧奨の見合わせという決定があったのは、二〇一三年六月十四日。その会議の様子は、はたともこさんの『子宮頸がんワクチンは必要ありません』の「CHAPTER 6」で明らかにされています。それは次のようなものでした。

勧奨中止を決定したのは、二〇一三年六月十四日に開催された「平成二十五年度第二回厚生科学審議会予防接種・ワクチン分科会副反応検討部会」です。委員は一〇名で、当日は三名が欠席（熊田聡子・都立神経病院神経小児科医長、多屋馨子・国立感染症研究所感染症疫学センター第三室長、永井英明・独立行政法人国立病院機構東京病院外来診察部長）。

残り七名のうち、座長の桃井眞理子・国際医療福祉大学副学長と薗部友良・育良クリニック小児科顧問は議決に参加しませんでした。桃井氏は座長という理由で、薗部氏はMSD社・ファイザー社より講演料および原稿執筆料として五〇万円以上五〇〇万円以下の受取があるために、会議に参加し意見を述べることはできるが、議決には参加できないからです。

議決に参加したのは、稲松孝思・東京都健康長寿医療センター顧問、岡田賢司・福岡歯科大学全身管理部門総合医学講座小児科学分野教授、岡部信彦・川崎市健康安全研究所長、倉根一郎・国立感染症研究所所長、道永麻里・公益社団法人日本医師会常任理事の五名で、三対二で積極的な勧奨の中止が決定されました。

議決の結果、接種をそのまま継続することに賛成したのは、稲松氏と倉根氏の二人、積極的勧奨を一時差し控えることに賛成したのは、岡田氏、岡部氏、道永氏の三名です。後に岡田氏はMSD

社・ファイザー社より講演料および原稿執筆料として五〇万円以上五〇〇万円以下の受取が判明し、本来なら議決に参加できませんでしたが、十二月十六日の副反応部会で諮られ、「積極的な接種勧奨を差し控える」との結論に変更はない、ということになりました。（五九頁）

こうして「積極勧奨をやめましたけれど、自発的に打つのまではやめさせません」という曖昧さの残る結論になったのです。わかりにくい措置です。いわば「お勧めのワクチンなのですが、積極的にはお勧めはしていません」と言っているようなものなのです。こう言われても、いったいどうしたものか、と一般の人は迷ってしまいますよね。

2 岡部信彦氏の言動を時系列で追う

「三対二」という、きわどい結果で接種の積極勧奨の見合わせが決議されたことがわかりました。倉根一郎・国立感染症研究所所長の名は第四章でも出てきました。倉根氏は、この重大な決議のときにまで積極勧奨を維持する側に立ったわけですから「わるいやつら」の筆頭格であるといえます。

このとき接種勧奨の見合わせに賛成した三人のうちの一人である岡部信彦・川崎市健康安全研究所長はその後、いくつかの機会に発言しています。彼の言動を少し追ってみましょう。その前に経歴をみると、「一九四六年生まれで東京慈恵医科大学卒。世界保健機関（ＷＨＯ）の西太平洋地域事務局伝染性疾患予防対策課長、国立感染症研究所センター長を経て現職」です。日本のワクチン行政のキーマンのようなポジションにいる人物です。

二〇一三年七月十一日付『新婦人しんぶん』で岡部氏は、「厚生科学審議会予防接種・ワクチン分科会副反応検討部会」の委員としてインタビューに応えて「副反応問題で『中止』という声もありましたが、それは避けたいと委員会で議論しました。このワクチンは海外で何億回と使っているものでWHOでも『一定頻度で起きる可能性はあっても大変心配なことではない』と言っています」と述べています。また「『たいした効果がない』とワクチン不要を主張する人、自治体によっては『中止』と言っているところもありますが、これは委員会の意図とまったく違います」と「中止」ではないということを懸命になってアピールし、今回の積極勧奨見合わせは「(副反応の発生の)客観的な判断材料をみなさんに提供できるための時間」をとるだけだとしています。

たぶん副反応がこれだけ出ているのになぜ全面的にやめないのかと、編集部から強く問われたのでしょう。最終的な錦の御旗としてWHOがここでも持ち出されています。それは彼の経歴と関わってくるのでしょう。WHOが事実上どんなことをする組織となっているのかは第四章で示したとおりですが、GSK社などの世界戦略を日本で実行していくのに必要な人材として彼はこのような重要な役職に就いているのです。

同年七月二十四日付の『毎日新聞』「そこが聞きたい　子宮頸がんワクチン」記事には岡部氏は「厚生科学審議会予防接種・ワクチン分科会長」の肩書で登場しています。「不安なら接種無理せず」と見出しがついている記事です。やはりインタビュー記事ですが、ここでは「結核や風疹と異なり、今すぐ接種しないと感染が拡大するわけではありません」。「海外も含めてワクチン導入から一〇年も経過していないので、がんが予防できると立証されたわけではありません」などと応えています。

『新婦人しんぶん』の場合よりもこのワクチンについて否定的な言及が全体的に目立つ感じがします。また副反応が出たときの補償という問題に触れて、「努力義務がなく接種するかを自分で決めるB類のほうが、元々ふさわしかったとも考えます。現行制度ではB類になると副作用で障害を負った際の年金がA類に比べ減額されたりします。副作用が問題になっている今は、国による救済が手厚いA類にしたままのほうがいいでしょう」と述べています。

これらは接種勧奨の見合わせが決まった直後でしたが、二〇一六年三月十六日の『日刊薬業 WEB PHARMA JAPAN』にも彼の名は登場しています。「岡部氏、HPVワクチン『勧奨再開の議論を』希望者が受けやすい枠組み必要」という記事です。彼のコメントの部分を引用しておきます。

川崎市健康安全研究所の岡部信彦所長は十四日、日刊薬業の取材に応じ、厚生科学審議会予防接種・ワクチン分科会長としてではなく個人的な見解と前置きした上で「そろそろHPVワクチンの勧奨再開を議論すべきではないか。ワクチンのリスクとベネフィットを考え、どう再スタートを切るのかを考えるべきだ」と述べた。ただ岡部氏の考えは、従来のようなA類疾病として対象者全員に努力義務を課すのではなく、「予防接種を受けたい人が、ワクチンを打ちやすい環境を整える」という案。接種タイミングや対象年齢を含めた制度の見直しも視野に入れている。

ここでは、個人的な見解と断って、A類疾病にとどめるべきではないと述べています。二年半前の『毎日新聞』での発言とは明らかに変わっています。「どう再スタートを切るか」が薬業関係者の業界紙では大きな関心になっているのでしょう。それに合わせた話をここではしています。『毎日新聞』のときには副作用が出た人への金銭面での配慮からA類疾病にとどめるべきとしていたのに、そのような理由はどこかに消失してしまったのでしょうか。発見される副反応被害者の数は、この三年間でどんどん増えているのですが、それと全く逆行しています。

この一例からわかるように、岡部氏の発言は状況に応じてコロコロ変わっています。ワクチンへの評価についてもホンネはどうなのでしょう。『毎日新聞』でのインタビューの内容からみて、その不要性や危険性について実はよくわかっているのではないかと私は怪しんでいます。二〇一三年六月十四日の接種勧奨の見合わせの決議には賛成側に回っていたことからみて、同じ「わるいやつら」であっても、岩田氏と同様で内心では揺れている一人なのかもしれません。

3　岡部氏や岩田氏は、自分の娘にHPVワクチンを打たせるのか

ところで、産婦人科医の多くは自分の娘にHPVワクチンを打たせていない現実があることがわかっています。すなわち、序章で紹介したように、産婦人科医が自分の娘にこのHPVワクチンを実際に接種させているか否かについて調べた調査があり、*International Journal of Clinical Oncology* 二〇一六年二月号にその結果が公表されています。

繰り返しになりますが、紹介します。二〇一四年八月、大阪大学病院とその関連病院で研修を受けた産婦人科医師五七五人を対象とするアンケート調査が行われ、二六四人が回答しています。そのうち、一二—二〇歳の娘がいた五六人に「娘にHPVワクチンを接種したか」と確認したところ、

二〇一三年六月の接種勧奨中止後に接種したケースはゼロ。その一方で、二六四人中一七二人、つまり六五・二%が「十代へのHPVワクチン接種を勧める」と、また一六一人、つまり六一・〇%が「接種勧奨を再開すべきだ」と回答していたのです。

自分の娘には打たせないのにタテマエではこんなことを言っていた医師がかなりいたことが明らかなのです。ホンネとタテマエのずれが医師たちの間で顕著にみられるのです。

ここで考えてしまうのは、一貫して推進する側に立っていたのに、委員会では接種勧奨の見合わせに賛成した岡部信彦氏とか、近著『ワクチンは怖くない』でHPVワクチンの接種勧奨再開を強く主張しつつ、ちゃっかり逃げ道的な記述をも忍び込ませている岩田健太郎氏らはどうなのかです。この人たちは、もし自分の娘が接種適齢期だったら果たしてHPVワクチンを打たせるのだろうかという疑問が当然ながら湧き起こってきます。

そういえば、元・厚生労働大臣で医師の坂口力氏（二〇一二年に政界引退）がHPVワクチンについての態度を大きく変えました。公明党の国会議員としてかつて厚生労働大臣を務めていたときには、HPVワクチンの接種を積極的に推進していたし、第四章で触れたように「ワクチン予防議連」の会長を務めていた方であるのに、急に懐疑的になったのです。自分の身内に重篤な被害者が出たことが大きな転機となったようです。斎藤貴男さんが『子宮頸がんワクチン事件』（二一八頁）で、鳥集徹さんが『新薬の罠』（七〇―七一頁）で紹介しています。

その後、取材をしていて耳にしたのですが、ある市の公明党所属の市議会議員で自分の支持者の中からHPVワクチン接種による重篤な副反応被害者が出て坂口氏と同じように懐疑派に転じ、このワクチンをやめるべきと主張し始めた方がおられるそうです。公明党と言えば、第四章で紹介したように松あきら参議院議員がかつてこのワクチンの導入に積極的に関与していましたし、党を挙げて接種推進と取り組んできたのですが、このように現実をみて個人の判断で態度変更する議員が地方議会で出てくるというのは興味深いことです。党の縛りよりも人々の生活を大事に考えていくのが政治家としてまともな姿でしょう。まちがいに気づいたらすぐに正すというのも立派な生き方です。

この機会に記しておきますが、このワクチンの接種被害者に寄り添って頑張っている政治家の方々がたくさんおられます。全国被害者連絡会事務局長を担当されている日野市議の池田利恵さん、本書第一章で紹介した被害者の母親の講演会を企画した苫小牧市議会議員の桜井忠さん、『月刊日本』誌のブックレット等で登場している、神奈川県大和市議会議員の井上貢さん、鎌倉市長の松尾崇さん、同市議会議員の長嶋竜弘さん、さらに私がお会いしてお話を伺った埼玉県富士見市の伊勢田幸正さんら多くの地方議員の方々が全国各地の自治体の議会で活動し、被害者への支援などの具体的成果を上げています。その志に深く敬意を表したいと思います。

四、看護人的状況における学問的問いへ

1 「看護人的状況」とは何か

たとえば、風邪という状態はその人の身体に必要なので起きているという自然治癒力の思想とか、自分の生活の必要から医療を考えていくという基本的なことが、今の日本社会では忘れられがちなの

かもしれません。また、医療という問題をすっかり専門家に任せてしまって、自分の身体の声に耳を傾け、自分で考えるということがなかなかできなくなっているような気がします。そんなことを私が学生時代からいろいろな知的刺激を得てきた経済学者の内田義彦さんの書いたものを改めてひもといてみて感じています。

ここでは「方法を問うということ――看護人的状況としての現代における人間と学問」という論文（初出は一九六八年四月『看護技術』臨時増刊号、収録された『学問への散策』は一九七四年に岩波書店から刊行）を通して医療とはそもそも何なのかという問題を考えてみたいと思います。内田さんの書くものは、独特の概念を使っていてタイトルだけみても何を論じているのかよくわからず、読み進めるなかで横断的な広がりと深みを持つ問いへと次第に引き込まれていくつくりのものが多いのですが、この論文もまさしくその一例です。

この論文で扱われているのは、基本的には学問の方法であり、科学とは何か、特に人間にとって何かという問いです。そしてそれらと結びつく形で人間の生活、日々自分が生きるという営みを深いところから考え直していくよう読み手は誘われていくのです。

たとえば、内田さんは科学という営みの冷徹さについて次のように述べています。

科学は多かれ少なかれ、人間を物として取り扱う側面をもっており、許されれば生体実験をという悪魔的な衝動を内にもった人間によって担われている。この人間の物化は、抽象という作用でさらに人間の量的な把握になる。ここでは、一人一人の生きた患者＝人間は抽象されて、ある――学問的テーマによって、規定された――共通の標式をもつ人間集団が問題であり、個々の人間はその生きた姿においてではなく、抽象的な人間集団の単に一つの細胞（あるいは一例）としてだけ取り扱われる。科学の成果の人間への適用にあたっても、人間が量として捉えられているので、部分的利益よりは「全体的」利益が優先する。そしてこのことは、多数の、あるいは将来の無数の人間の利益という観点から、現在に生きる人間の一人一人の人間を無視することのジャスティフィケイション（正当化）として利用される傾きをもつ。生きた一個の人間が問題ではなくて何々病の治療だけが問題である限り、一人の人間をいま犠牲にしても、それを犠牲にした何々病学の発展により、将来の多くの患者が治されるとすれば、その犠牲は止むを得ぬという正当化が当然に生じる。いや職業意識が進むに従って、ジャスティフィケイションの意識すらなくなってくる。（三一五頁）。

「人間が量として捉えられているので、部分的利益よりは『全体的』利益が優先する」とは、ワクチン接種という医療方法、ワクチン接種行政における基本構造を説明するものです。たとえば、するべきではないのにした誤り（作為過誤＝副作用）と、するべきなのにしなかった誤り（不作為過誤＝感染症罹患）という二つの「過誤」の可能性の間でゆれる官僚も結局は、量として人間を捉えて仕事をしているわけです。

「一人の人間をいま犠牲にしても、それを犠牲にした何々病学の発展により、将来の多くの患者が治されるとすれば、その犠牲は止むを得ぬという正当化が当然生ずる」という指摘にも鋭いものを感じます。この正当化が常態化すると、ある感覚がマヒしてくるということを内田さんは言いたいようです。そしてまたこの後に「科学の世界の中で専門化が進むにつれて、科学研究に従事する専門家自体、視野狭小な部分人間となるばかりでなく、その部分人間としての専門家が専門にかかわりあう人間をみる場合の人間は、いよいよ部分人間化するということを指摘しておきたい」（三一六頁）とも述べています。

「看護人」とか「看護人的状況」という概念は、これらの指摘の後に登場し、説明がなされます。たとえば、「人間を物として取り扱う科学を拒否することもできなければ、それに包み込まれてしまうこともできない――そういった科学と人間との格闘に、他人事としてではなく、その場その場の状況に応じて、しかも瞬時の決断によって、身をもって参加せざるをえないもの、それが現代に生きる人間であり、その人間の宿命を極限状態において日常意識せざるをえない存在として、私は看護人というものを考える」（三一七頁）というように。

2　市民社会は一人ひとりの責任ある参加（テイク・パート・イン）で成り立つ

こうしてみると「看護人」が医療に限らず、どんな職業についている人の場合にもあてはまる汎用性のある概念であることがわかります。このあと内田さんは、最近「白熱教室」に登場する、ハーバード大学の政治倫理学者、マイケル・サンデル教授が提出したことで話題になった「トロリー問題」のような例を示しています。

ひとはたとえば、鉱山の爆発に際して「防火壁」の前に立つ一人の人間を思い浮かべてもよい。

その壁を閉ざすことによって、壁外の九九人は助かる。が、内の一人は確実に死ぬという事態で、しかも、その処置が彼（ないしは彼女）ひとりの決断と行為にかかっているという状況における一人の人間だ。生きた総体としての一人の人間と百分の一としての人間が、彼（ないしは彼女）の脳裡にある。

よき技術者たらずして百人を殺したものは、よき人間ともいえぬであろう。逆にしかし、「よき技術者」として九十九人を救いえたとしても、一人の人間の生命を意識して断ったといういたみを持ちえない「技術的」人間の発想からは、一人を殺さずして百人を救いうる一パーセントの可能性の探求すら出てこないだろう。その一パーセントの可能性の探求の心こそが、現在の安全設備の欠陥や、さらにその奥にある安全性の考え方そのもの（一般化していえば、現代の科学とその適応の不完全性）に対する認識を可能にもしているし、またその逆なのだ。一人一人の人間の持つ生命の重さの感覚を別にして、人間一般の生命の尊さの感覚は絶対に生まれえない。生命の尊さという社会的な観念に内実を与えるものは、一人一人の人間の生命の尊さに対する一人一人の人間の感覚である。（三二八頁、傍点は原文通り）

ここに至ってこの論文のタイトルの意味が初めてクリアに浮かび上がってきます。つまり、内田さんは次のように述べています。「看護人」というと、医療の現場をイメージして患者に対してやさしい人ということを想像しやすいのですが、ここでは緊張感をもって状況に臨む人というイメージで理解したほうがよいようです。

こういう状況においておこる「方法への問い」を私は、「看護人的状況における学問的問い」と名づける。それは、現代の学問を支える方法そのものについての深い理解と批判を、また分業のあり方についての深い認識と批判とを、方法の具体的適用という一点で結びつけるものである。看護人は、一方で医学の成果の患者への忠実な伝達人でなければならぬが、こうした「問い」を持たず、ただ受身の配達人であるかぎり、医師の指令した処置を生かすことだって不可能なはずだ。

（三二九頁、傍点は原文通り）

「分業のあり方」という言い方にアダム・スミスの研究者であり、市民社会論の論客としての内田さんの面目が躍如としている感じがします。個々の市民が「方法への問い」を持つことが大事だと言いたいのだと思われます。「ただ受け身の配達人」に安住するならば思考停止状態になって「わるいやつら」に騙されてしまいかねない、そして自分自身もまた「わるいやつら」に転落してしまうかもしれません。

市民社会とは成員の一人一人が自分の役割をしっかりと責任をもって担って参加していくことで維持されるものです。参加とは「テイク・パート・イン」であるのですが、「子宮頸がんワクチン接種被害事件」がなぜ起きてしまったかというと、その一人一人がそれぞれのパートをきちんと担わなかったことに原因があったように思われます。

健全な市民社会とは、たとえば、医療について言えば、医師が自らの専門性を活かして責任をもって自らのなすべき仕事にベストを尽くし、看護師や薬剤師も製薬会社の人たちもあるいは医学・薬学の基礎研究に勤しむ研究員なども、同じように自分のパートでなすべき仕事のためにベストを尽くすということで成り立つものです。あるいは政治家、官僚、マスコミ関係者、教員などにしても同じことです。その構造が損なわれてしまったためにあの事件は起きたのです。そして弱い立場の少女たちが犠牲になったのです。

3　人間の全体像が見えなくなっている時代

自分の生活の必要から医療を考えていくという基本が忘れられ、営利追求が第一の課題になるという転倒した形のものに医療がすり替えられてしまったことから反省しなければならないのです。辛い状況に置かれ続けている被害者たちに寄り添い、その治療法を困難の中で必死の思いで模索している、「HANS症候群」を命名した医師たちの、自らの専門性を活かして与えられたパートで責任を果たそうという姿勢には「看護人的状況」の緊張感がしっかりと維持されています。

「わるいやつら」のほうに長らく居続けてきたけれど、自分の今の立ち位置とか生き方というものについてこれでいいのかと悩み、揺れている医師の皆さんにも早く「看護人的状況」を生きる喜びを取り戻して欲しいと思います。カネとか権力とか名誉とか世俗的な欲望が邪魔をしてしまってなかなか難しいのかもしれませんけれど。

ところで、医薬ビジランスセンターの坂口啓子さんが次のようなことを述べています。すなわち、「二十一世紀型薬害」について、「医学的に因果関係が証明できても、それによる被害とは認めない」

という特徴を持つと。また「開発者や製薬企業、国にとって、全体的には『毒』であってもよしとする時代になってきて」いるのだと。

そしてこうも述べています。


病気が部分的にでも改善するなら、他の臓器に害があっても目を瞑り、いかにも病気に役立ちそうなシナリオを作り、そのシナリオ通りに発言してくれる医学・薬学の権威者を集め、権威づけのために臨床実験をし、場合によってはデータを捏造し、有効かつ安全と印象づけられる結果を出し、権威ある医学雑誌に掲載して宣伝をし、学会主導の治療ガイドラインで推奨し、講演会を持ち、一般の医師・薬剤師に「有用」と信じ込ませることができれば、「毒」であっても「薬」として通用する、ということになるのです。

（特定営利活動法人医薬ビジランスセンター編『くすりの害にあうということ』二〇一四年、一一-一二頁）


部分だけの効果で薬が認められてしまうというのは、別の言い方をするなら、人間の全体像が見えなくなってきている時代なのだということなのでしょうね。「毒」であっても「薬」にされてしまう状況の中で何も知らない消費者が犠牲になってしまうのです。人々の健康不安を煽って医療へと追い立てていく力もそこには作用しています。

医療全体が「看護人的状況」から遠く離れてしまって「わるいやつら」ののさばる世界に変質しているような気がします。たとえば、一九八〇年代以降、米英での新自由主義政策の推進により巨大製薬会社へと成長する製薬会社（メガファーマ）が登場し、高血圧や高脂血症、糖尿病、精神疾患など「慢性」疾患に対する治療薬が世界的な売り上げを記録するようになっているということです。「子宮頸がんワクチン接種被害事件」はそういう中で起きるべくして起きたと思われます。

4　看護という仕事において医師だけが専門家では絶対にない

ところで、この論文の中で書いているのですが、内田さんは若い頃に結核に罹り、自宅で数年間療養していた時期があるそうです。それを「患者兼看護人であった」と表現しています。自分で自分を看護するという意味であり、自分の身体の状態に自分自身で細心の注意を払うということかと私は受け止めました。

闘病生活について内田さんは「戦闘の主体は患者たる私であり、医師はいわば作戦本部ともいうべきものであった」と位置づけています。短期決戦型は、「医師が作戦本部であるとともに、戦闘部隊そのものである」のに対して、長期戦型は病気との闘い方、看護人のあり方が違うというのです。そして「病気のいい分もきかなければ病気には勝てぬ」ことを内田さんは療養中に習得したと言います。

内田さんが若かった当時は化学療法も外科療法もなく、安静と栄養と自然治癒力が頼りだったのでした。作戦本部から出た指令は、一日に卵五つ食べよというもの。やがてそれが一〇に増え、最後には一五にまでエスカレート。一五に至ってついに内田さんはこの指令を拒否しました。それを拒否したのは他ならぬ内田さん自身の肉体だったそうです。「指令を拒否する私の肉体の間にはさまった私の脳髄は、ようやくにして「医学」に発する指令の私への執行人であることをやめ、私の看護人たる地位を回復した」と記しています。つまり「ただ受身の配達人」から脱したのです。

この指令が何を根拠にして、いかにしてできたかを知ってから私は、私自身の看護人として、この指令を具体的な点で私向きに改めた。私がとにかく生き延びたのは、医師のおかげであることはいうまでもないが、同時に、医局と私の肉体の間に立ち、恥じることなく素人質問をした私の中の看護人的存在であったと思っている。（三二〇頁）

今や医療はすっかり高度化し、専門家によって占有的に担われているわけですから、内田さんが結核と闘病をしていた時代とは全然違うよ、という声もあるかもしれません。しかし、問題の基本構造は何も変わっていないのではないでしょうか。「病と闘う」とは自分の身体の問題であり、闘う主体は自分なのに、その基本を忘れて、専門家すなわち、内田さんの言うところの「作戦本部」にすっかり任せてしまっている状態、これが問題とされなければならないように思います。とりわけその「作戦本部」が信頼できない「わるいやつら」にコントロールされる状況になっている今日の医療においては。自分の身体の声に耳を傾け、自分で考えるということを取り戻していくべきであるのだろうと思います。これは医療のみではなく生活の様々な領域でも言えることでしょう。

ここまで「わるいやつら」という概念を、本書では看護人的状況を生きていない人たちの総称として使ってきましたが、「作戦本部」の受け売りと言いますか、その指令に無批判的に従属して自律を失ってしまうなら、その人もまた「わるいやつら」の一員になってしまうということを指摘しておきたいと思います。内田さんはこうも述べています。

むろん、医学の現状からみて、看護人のもつ医学的知識は初歩的なものにすぎないであろう。が同時に、人間の看護という具体的な作業においては、医学の支える処方箋や処置は、一定の方法で細分化された対象についての、しかも学説によって一定の方向づけを与えられた、きわめて仮説的かつ抽象的なものにすぎぬ、ということも、学問の性質上、自明のこととして銘記しておかねばならぬ。人間の看護という具体的な仕事においては、医者だけが専門家なのでは絶対にないのだ。そしてそれは医学だけではない。厳密に考えればすべての学問分野における「科学的」な処方箋にあてはまることなのである。私はこうした看護人的状況において「方法を問い」「方法を使う」という看護人的学問論が、今日一般に、人生論や学問論の基礎にすえられるものであると思う。

（三二〇‐三二一頁）

第六章「セックス奨励ワクチン」論と「がん予防教育」を再考する
――自分の身体をよく知るための性教育、そして普通の生活の勧め

本章では「子宮頸がんワクチン接種被害事件」の背景にあるものについて、ここまで論じてきたのとはやや違う視点から考察してみたいと思います。大きく三つの問題を取り上げます。

一つ目は、「子宮」という身体部位の女性にとっての意味という問題です。

二つ目は、このワクチンの導入に反対するある立場の人たちに「セックスを奨励することになるからよくない」との考え方がみられたことの問題点についてです。よりよい性教育とはどのようなものであるべきかということもこの延長で我々は考えねばなりません。

三つ目は、いわゆる「がん予防教育」としてなされているものを検証してみなければならないのでは、という問題です。本当になされるべき「がん予防教育」は、今なされているのとはまるで別のものなのかもしれないのです。

一、「子宮」は女性のパワースポット

1　「子宮のトラブル」で苦労した母の思い

甚大なる副反応被害をもたらしているＨＰＶワクチンは「子宮頸がん」の予防に役立つという触れ込みで少女たちへの接種がドンドン勧められていったのでした。二〇一三年四月に定期接種になる前までは任意での接種でした。その場合、「子宮頸がん」を心配させるテレビＣＭが盛んに流されていた影響もさることながら、「子宮」という女性にとってとても大事な器官に発生するがんであるということが、接種へと女性たちの背中を後押しする一つの要因となっていたと考えられます。

私がお会いした被害者の母親の中には「自分が子宮のトラブルで苦しんだので娘には同じ思いをさせたくなかった」ということを語っていた方がおられました。むろん「語り」とは事後的に構成されていくものなのですが、娘の「子宮のトラブル」を回避したい切実な気持ちが「無料のうちの今打たないと損」という気持ちと相まって任意接種へと誘導されていったケースは、かなりたくさんあったのではないかと思うのです。被害が出ている人もそうではない人も。

『女性セブン』誌二〇一六年四月十四日号「子宮頸がんワクチンは誰を幸せにしたのか」記事に登場する、被害者の磯山友子さん（仮名、一九歳）の母親、恵さん（仮名）も「子宝に恵まれず、不妊治療に励んだ末、結婚九年目にようやく娘を授かった、出産後に子宮内膜症で子宮を摘出している」という方です。そして「自分がつらい体験をしたので婦人科系の病気で娘が苦しむのは避けたかった。当時『ワクチンでがんを防げるのは子宮頸がんだけ』というテレビＣＭを見て、何の迷いもなく友子に接種させました」と語っています。

2 「子宮」の意味論――『願いはすべて、子宮が叶える』のメッセージ

「子宮」とは女性のみが有する身体部位です。それはセックスと生殖にかかわります。妊娠し出産する場合に胎児を一〇カ月もの期間にわたって育てていく場所です。全ての人は受精からしばらくの人生最初期を母親の子宮内で過ごしているわけです。つまり女性にとって「子宮」とは女としてのアイデンティティを感じとれる、誇らしい器官なのです。

またとりわけ子宮頸部とは膣の奥にあって、性交のときに男性のペニスの先端が近づいてくるというデリケートな部位です。「そこにできた傷口からウィルスが侵入して、やがて前がん状態に……」という説明を聞いただけで勝手な想像力が働いてしまって、必要以上に「子宮頸がん」が怖くなってしまう女性は少なくなかったと思われます。しかしながら、他方で子宮頸部とは女性にとって自己の身体の内奥にあって、めったなことでは男性の侵入を許さない、神秘的な部位でもあります。その神秘性は膣以上というべきです。

それらの事実から「子宮」は女性にとって特別の意味を持つところであり、しばしばスピリチュアルな感覚と結びつくような場所でもあるとして語られます。

たとえば、「子宮委員長はる」という方の書いた『願いはすべて、子宮が叶える』（河出書房新社、二〇一六年）という本があります。この本の読者の圧倒的多くは女性でしょう。手元にあるものが初版から一カ月後の五月にすでに七刷まで出ていますから、広く読まれているのでしょう。帯には産婦人科医の池川明さんの「あなたの体にパワースポットがあると実感できる本」という推薦の言葉が書かれています。池川さんは「胎児記憶」などをテーマに女性向けに講演を重ねていて絶大な人気があ

る方です。

著者は一九八五年生まれで、ソープ嬢の経験があることをカミングアウトしています。そしてたとえば、次のようなことが指摘されています。「女性は、自分で自分を幸せに出来る！」というのです。

ソープ嬢という職業は、免疫を高めておかないと、性病や子宮系の病気にかかってしまうリスクのある仕事。だから私は、いつも病気をうつされないかハラハラドキドキしていて、ほかのソープ嬢が性病にかかったという情報には敏感になっていたんです。

そんなとき、ある傾向に気づきました。膣炎や膣感染症など膣を傷める人は、自分や相手に対して攻撃的な人が多く、子宮頸がんや子宮筋腫など子宮を傷める人は、「これを言ったら相手を傷つけてしまうかも」「これをやったら喜んでくれるかも」など、相手をわかりすぎるがゆえのとりこし苦労や我慢を積み重ねる人が多いということ。

自分や相手を攻撃する男性的な人は、膣の剣のようなエネルギーで炎症をつくって膣を鋭く傷め、苦労や我慢を重ねる人は、どよ〜んと広がる根暗なエネルギーで子宮の元気を奪い、子宮を傷めてしまうのです。（三九-四〇頁）

これは、私が読んで「なるほどねぇ」と感心した箇所の一つです。感心したということの意味は二つあります。一つは「うまく話をつくってあるなあ。女性たちに売れるわけだ」というもの。女性のプライドをくすぐる二分法になっているのです。ここでは攻撃的な男性性と結びつく「膣」ではなくて、「子宮」こそが女性性とむすびついて価値的とされるのです。「どよ～んと広がる根暗なエネルギー」とありますが、それより前の箇所には「子宮はマリア様のような、ほわ～んと広がるエネルギー」という言葉もみられます。

感心したというもう一つの意味は「確かにそういうこともあるのかもしれない」という素直なものです。第三章の最後に文化人類学者の研究を示して、女性に意志決定の自由がなくストレスがたまる社会では子宮頸がんの発生率が高いのではと述べましたが、「どよ～んと広がる根暗なエネルギー」に取りつかれたとき、免疫力が落ちてがんに罹りやすくなるのかもしれません。

こうしたスピリチュアル系やパワースポット論系の出版物を社会学者はもっぱら分析の対象としてのみ捉えがちですが、「子宮の声」には過剰医療化する社会に対抗する、あるいは女性自身の国家管理化の動きに抵抗するリアルなヒントが潜んでいるとも言えるのです。

ここから先でも著者の「子宮委員長はる」さんは、膣を男性エネルギーに、子宮を女性エネルギーに対応させる二分法に基づいて論じています。女性特有の「子宮」のポジティヴな価値を語って、女性は自分で自分を幸せにしていけるんだ、と女性に自信を持たせるように誘導していくのです。

付言しておくと、先に見た、子宮頸がん予防のために製薬資本によって組織された「リボンムーブメント」に女子学生たちが動員されていった経緯にも似た要素がみられるのでしょう。なにせ「リボンムーブメント」とは、あの女性にとって大切な「子宮」を守ろうというすばらしいイベントなのです。つまり、動員においてメンタリティの面でそういう意識が利用されていたということです。

パワースポットなどというと「そんな非科学的な話をして」との声が、いわゆるリベラルな人たちからは出てくるのでしょうか。自分は科学的であると自負しているような。そのような人たちは、「子宮委員長はる」さんの書いた本の話題を出したことに対して、「ワクチン被害の話から逸れてしまっているよ」とお感じかもしれません。

でも、ワクチン被害がある種の「科学信仰」のような態度によってもたらされたとしたらどうなのでしょう。意外と逸れていないのではありませんか。免疫力に触れ、生き方の基本的態度を変えれば幸せに結びつくという観点から子宮系の病を問題にしていく語り方には、視野の狭くなっているリベラル系の人たちの「科学信仰」よりも、ある意味では科学的でリアルなものが含まれているのかもしれません。近代科学は、ある病の原因として、特定の要因に単純化して説明する方向性を強く打ち出してしまった、そのまちがった方向性がやがてHPVワクチンの薬害を生み出してしまった。そのようには考えられないのでしょうか。

二、「セックス奨励ワクチンだからだめ」という批判をめぐって

1　HPVワクチン導入の舞台裏を追及

ところで話は変わりますが、HPVワクチンの接種に対して早くから疑問を抱き、国会で鋭い追及をしていた政治家の一人は、山谷えり子・参議院議員でした。

山谷さんは、二〇一二年四月十七日の参議院内閣委員会での質疑でHPVワクチンのうち、GSK社の製品、サーバリックスのスピード承認に関する経緯について質問をしています。そして発注して

いたインフルエンザワクチンが不要になったノバルティスファーマ社には九二億円の違約金を支払ったのに、GSK社には支払われるべき違約金が支払われていなかったことについて追及しました。どうやら同社はその代わりにサーバリックスを使うよう政府に迫って、実際それに呼応する形でサーバリックスが承認されたようなのです。

このような重要な事実を明らかにした点で、議員としての山谷さんの功績は高く称えられるべきでしょう。またワクチン接種についても慎重でした。「このワクチンで予防できる」という言い方がウソであることを見事に見抜いていたようです。当時の民主党政権が二〇一〇年からHPVワクチンの定期接種化に先立って、「緊急促進事業」として市町村が女子生徒たちへの接種をするのに費用を助成してきたことに対しても異を唱えていました。「予防効果の持続期間が最長六・四年とされているものを、なぜ一二歳から一六歳の女子に接種する必要があるのか疑問」、「副反応がはっきりとしていない」などの理由からです。これらは極めてまっとうですばらしい考え方だと言えます。その意味で被害の広がるのを防ごうとした政治家の一人であった点でも高く評価されるべきです。

2　反対理由の本音は「性交渉を助長するから」

しかしながら、それらのこととは別に、山谷さんがワクチン接種を批判する理由の中には、ワクチンの危険性を問題にしている以外のものもあります。その点はよくみておかねばならないと思います。というのも、山谷さんはこれまでにもいわゆる「過激な性教育」を批判してきた論客として有名な方でもあるからです。

『正論』誌の二〇一三年六月号には「中学生への子宮頸がんワクチンで『性交奨励』の懸念」という山谷さんへのインタビューが載っています。その後半のほうには「『セックス奨励』ワクチンにしないために」という見出しがついていまして、GSK社が「セクシュアルデビュー前に」という言葉の入った冊子を中学生に配ったことを問題だとしています。

たとえば「セクシュアルデビューとは、初めての性体験を表現していて、『ワクチンを接種したら、子宮頸がんにならないよ。性交渉しても大丈夫だよ』と勧めているようにしか読めません」（二三八頁）とインタビューでは述べています。

さらに「二十―三十代では、子宮頸がんの罹患率がすべてのがんの中で乳がんに次いで高くなっています。この主要な原因は性交渉開始時期の低年齢化なんですね」（二三八頁）とも述べているのですが、この言明はいくつかの点で誤りです。論理の飛躍もみられます。山谷さんがこのように言い切る根拠は不明でおそらく推測です。

そして「また、国立がん研究センターによると、性的パートナーが多いことも子宮頸がんのリスク要因です。ところが、子宮頸がんワクチン接種にあたって、こうしたことはほとんど説明されません。性交渉の危険性や、性交渉をしなければHPVには感染しないという確実な予防法を子どもたちに教えないのです。これが子宮頸がんワクチンの公的接種の最大の問題点だと私は思っています」（二三八―二三九頁）としています。

どうやらこのあたりに山谷さんの本音が表れているようです。ここで言っていることは論理的にはおかしいわけです。仮に性的パートナーが多くても事前にペニスをよく洗うとかコンドームをきちんとつけるなど相手に配慮しながら行うなら、HPVの感染は相当程度防げるはずです。第三章の末尾に記しておいた文化人類学の研究を思い出してください。性的パートナーの数ではなく、どんな関係性の中でそのセックスが行われるかということが肝心なはずです。

また、「性交渉をしなければHPVには感染しないという確実な予防法を子どもたちに教えない」でいることを批判するのなら、それをきちんと教えるための性教育をむしろ推奨すべきなのですが、山谷さんは性教育に対して否定的なようです。このインタビューのもう少し先の箇所では「低年齢での性活動を容認、奨励するフェミニズムによって歪められたまま」の性教育を激しく批判しています。最近静岡県が中学校に配布した冊子などでも「避妊具の付け方のマンガ付き解説もあって『するならどうぞ』的なニュアンスがみてとれる」(二四〇頁)というのがけしからんというのです。きわめつけは、「性交渉はしかるべき年齢になり、しかるべき相手が現れるのを待つべきで、不特定多数の相手とは関係しないというモラル、道徳を守れば、リスクは相当程度低くなることが説明されていない」(二三九頁)という箇所です。

何か矛盾している感じがしますが、結局、山谷さんが守りたいのは一夫一婦制の安定した家族なのだろうと考えると、その主張はそれなりに理解できます。要は女性が結婚して妻となったらパートナーである夫に貞節を尽くすべきという、道徳の勧めなのです。「性交渉はしかるべき年齢になり、しかるべき相手が現れるのを待つべき」という意見を述べるのはよいとしても、子宮頸がんのリスクの話だったはずなのにいつのまにか性モラルの話にすり替わっていることが問題であると思います。

山谷さんがこのワクチンの接種に強く反対している元々の理由はそのようなものなのですが、これは女性の生き方を家父長制的価値観に基づく一定の枠の中に押し込めようとするものかもしれません。そういう環境で生活することを強いられると、女性には例の「どよ〜んと広がる根暗なエネルギー」が押し寄せ、ストレスのために免疫力が低下し、がん発症リスクはむしろ高まるのではと心配されてきます。私も、セックスとは深くかかわるつもりのない相手とやたらとするべきものではないと考えています。その点では山谷さんとたぶん同じです。しかし家父長制的な枠に押し込めてしまうよりも、よい男女の関係性の形は多々考えていけるのではないでしょうか。

三、自分の身体に入るものを少女たちが知らないという現実

1　保健体育という科目は重要である

それにしても、第二章で示した女子大学生のアンケート結果をみてもわかりますが、このワクチンがどのようなものなのかを、打たれた当人がほとんど何も知らないという実態があります。とりわけ、二〇一三年四月からの二カ月の間、定期接種で半ば強制的に打たれた小学校六年生から高校一年生までの少女たちは、学校でこのワクチンについてどのようなことを教わったのでしょうか。

「若い女性に子宮頸がんが増えている」「このワクチンさえ打てば検診はいらない」「このワクチンさえ打てば一生子宮頸がんにならない」などという大ウソが普及しています。保健室の先生からそれらのことを言われて「私も打たなきゃ」と思った人もいたのかもしれません。あるいは、学校からの勧めを受けた親に有無を言わせずに地域の保健所に連れていかれ、「痛い注射を打たれた」という記

憶しかないという女子学生も多かったようですが。

一二歳から一六歳という時期は、まだ大人ではありませんから、保護者の責任でいろいろなことを決められてしまうということはあるでしょう。しかしそれにしても、中学校、高校には保健体育という科目があって、自分の身体のことについて学ぶわけですから、予防接種とは何かとか、ワクチンとはどのようなものかについての基本的な知識を学んでいてもいいはずです。あるいは性教育にしても同じことが言えます。保健体育という科目が果たさなければならない役割は、この二つのどちらについてもきわめて重要なのです。ところが、それが今や製薬会社の思惑どおりのことを教える場と化しているのかもしれないのです。後でみる「がん予防教育」の実態を知るとそんな気がしてきます。

2 二〇一一年二月頃の中学校の保健室

まずはワクチンのほうに関して、現場の実態を参考に考えてみます。中学校の保健室の様子がわかる文献があります。これは定期接種になる前の、そしてまだ副反応被害者が出ていない二〇一一年七月の時点で刊行されたものですから、資料的価値も高いと思われます。

それは「九州地方中学校養護教員」と名乗っている佐伯千代美さん（仮名）の「中学校の保健室で感じること」（『おそい・はやい・ひくい・たかい』六二号）という文章です。二〇一一年の二月頃、ワクチン接種が熱心に勧められていた頃の中学校の雰囲気が、佐伯さんと子どもたちとの次のようなやりとりでよくわかります。

「先生　今日は家に帰ってからお母さんと注射に行ってくるよ」

「いまどき、なんの注射？」

「ほら　いまだとタダの注射」

「ああ、子宮頸がんワクチン？」

「そうそう、それそれ。だって無料のうちにしないと、すごく高い注射だからって、お母さんが言ってたよ」

「全部で三回するんだよ、知ってた？」

その会話を聞いていた別の子が
「私、注射やってきたよ。とっても痛かった」

「あら、もう打ってきたんだ。注射やったら、子宮頸がんにならないと思う？」

「さあー？」


こんな感じのやりとりが、当時全国の中学校の保健室でなされていたのでしょう。なんだか楽しそうな雰囲気の保健室ですね。佐伯先生に対して生徒たちが気軽に接しているのがわかります。それと、痛い注射だったこと、無料なので勧める母親が多かったらしいこと、母親にも娘にもワクチンが「いまだとタダの注射」としてのみ認識されていて、中身についてはまるで無知だったことなどもよくわかります。

佐伯さんは全国のたくさんの自治体で、二〇一〇年度から中学一年生から高校一年生に相当する女子が無料化の対象になって盛んに接種が奨励されていたと書いています。ワクチンについて地域の女性医師の会で親子参加での説明会が企画され、教育委員会から案内のチラシが学校に配られたけれど、佐伯さんの勤務校では学校が配る文書ではないと判断して配布はしなかったそうです。教育委員会から来た文書に対してそんな対応ができるというのは珍しいのですが。

子宮頸がんワクチンの接種の追い風になった「保護者向けアンケート」のことも紹介されています。「子宮頸がん予防に関するアンケート」が教育委員会から回ってきたというのです。たとえば、「あなたは、子どもへの性感染症予防教育は必要だと思われますか」とたずねて「とても思う」「どちらかといえば思う」「あまり思わない」「全く思わない」のどれかに丸をつけさせるものです。こうしたアンケートに答えるという行為を通して、父母たちは接種へと誘導されていったのでしょう。

養護教諭の立場から、佐伯さんはこの原稿の中で「体の主人公は、それぞれの子どもたちであってほしい。予防接種についても、子どもたちに確かな情報が伝わっているとは思えません。中学校の学習指導要領では、性感染症についての内容は、不十分だと思います。また、なぜ急に子宮頸がんワクチンが大量に輸入されたのでしょうか?不思議です」（六四頁）とも述べています。

まだ副反応のことが明らかになっていなかった二〇一一年二月の時点での指摘として読むと、興味深いものがあります。「確かな情報」とは何を指しているのかはこれだけではよくわかりません。この時点で本書の第三章にて記したような危険性まで認識されていたのではないにせよ、直観的に何かおかしいと佐伯さんは感じたのかもしれません。私たちもまたこのワクチンについて、今後ともさらなる「確かな情報」を探っていかねばならないのです。

3　性教育は中学・高校であまりもなされていないのでは

次に性教育について考えてみます。右記の保護者向けアンケートにあった「子どもへの性感染症予防教育」はやはり必要でしょう。それは生き延びるために必要なスキルの一つです。学校とはそのようなスキルを子どもにたくさん身につけさせるべき場です。

山谷さんは「低年齢での性活動を容認、奨励するフェミニズムによって歪められたまま」の性教育を批判しましたが、それなら、そうではない性教育として具体的にどのようなものをお考えなのでしょう。先ほどの論稿を読んでもその答えはあまり書かれていないと思われます。何もしないのがいいというのでしょうか。

それにしても性教育が中学校、高校の「保健体育」で実際にきちんとなされているのかというと、どうもそうではないというのが実態のようです。これは日本女子体育大学で講義をしていてそのように感じました。何人かに聞いたところ、性教育は「あまり記憶にない」とのことでした。「教わっていない」とはっきりと答えた学生もいました。

そして学生たち自身、やはり性の問題に対しては敬遠気味になってしまう人が多いようです。たとえば、フロイトの精神分析の話題、フーコーの晩年の仕事『性の歴史』の話題を出しただけでそんな感じでした。

保健体育の先生をめざしているのならなおのことですが、日本社会では未だに伝統的な性的規範が支配的であるという事実にもっと向き合い、そのためにどのようなことが中学生、高校生の間で起きているかを逃げずに検討してみてもいいはずです。たとえば、避妊の知識を持たずにセックスをして、望まない妊娠をして中絶をする若い女性がかなり多く出てしまっている現実があります。

私は「現代文化論」という講義の中で意図的に「よりよい性教育とは何か」というテーマを設定しました。恥の文化や羞恥心についての検討に連続させる流れとして組み込みました。思わず赤面してしまう話題の一つがセックスなのですが、大人同士の人間関係を考える場合にセックスは避けて通ることができない問題ではないでしょうか。

むろん第一義的には、性感染症の防止や避妊の基礎知識という意味合いでの「生き延びるためのスキル」として性教育は必要なのですが、単なるスキルとして無機質に捉えるだけではないものがそこには求められているのだろうと思います。

人と人とが深くかかわり、相互に相手を強く求め合うようになるプロセスを含めて、性のことは教えられねばならない。相手に思いやりをもってやさしく接すること、繊細な配慮を要求される、一つのすばらしい営みとしてセックスは認識されねばなりません。異性愛の場合も異性愛以外の場合も。

「するならどうぞ」的なニュアンスのものであってはいけないという点では、むしろ私は山谷さんに賛成です。一部の「革新」の人たちはそのへんの感覚が鈍くなっていて、一種の思考停止状態に陥っていると思います。セックスという営みをあまり深く考えていない人が「するならどうぞ」的対処になってしまうのでしょう。セックスとはこまやかな配慮を要求される特別の営みだからこそ、それを共同で行うパートナーの選び方は慎重でなければならないということを、我々はよく考えてみなければなりません。

第二章で、日本女子体育大学での二〇一六年度の「現代文化論」という科目のなかで「HPVワクチンの接種の政治的裏取引」をテーマとして取り上げたことに触れましたが（六四頁）、同じ「現代文化論」の学期末レポートで「よりよい性教育とは何か」というテーマを選んで書いた学生が何人かいました。その中の一本を以下に紹介しておきます。

（前略）学校の性教育では、女性の膣の中に男性の精子が入ったところから突然スタートしているものだから現実味のない話をきかされているようなものだった。突然教科書に書いてあった「性交渉」という文字だけのパッとしない行為は、中学二年生のときにませた女友達が「おまたにチンチンを入れる」と教えてくれたからこそ知ったことだった。幼い頃から親からは「おまたは大事なところだから人には見せてはいけません」と教えられてきたものだったから、自分の中ではとんでもないショックを受けたのを覚えている。しかし、こんなこと、親はもちろん学校の先生も教えてくれない。また当時は「子どもを作るため」の方法として知識が残り、その最中に男女がどんな感情に駆られセックスしていたかなんて微塵も考えたことはなかった。（中略）

これからの性教育は現在の無機質なままではいけない。変わるべきだ。しかし大切な内容だからこそ、感情の問題を交えた指導をするのであれば、現在よりもさらに慎重にしなければならない。もし学校がそうした性教育ができないのであれば、学校に任せないで一番近い大人である両親が責任を持ってわが子に教えることが重要であると考える。性は「恥ずかしい」「いけないこと」「危ないこと」という考えを親が持っているからその子どもにも伝染する。たとえば、両親と食卓を囲んだ空間でラヴシーンなんか見てしまうと心臓に悪い。両親とラヴシーンを見るのが恥ずかしいのは、隣にいる両親がソワソワしている雰囲気から「これは恥ずかしいのだな」と感ずるからだ。大人が性に対しての恥じらいを捨て、自分がこれまでどのようにパートナーを選び、どのような思いでセックスをしたのか、どのように考えて我が子を産んだのか、子育てを通して学んだことや考えたこと、育児やセックスを通してわかったことを教えていく必要があると私は考える。

デリカシーがないのではなく、まるで健康の話をするかのようにもっとオープンに話せる環境づくりが大切だと思う。そうすることで、文字や説明される感情のない行為への考え方が一気に変わるだろう。自分の身体を大切にしたいと思うし、同じようにパートナーを大切にしたいと考えるだろう。セックスを通して相手を尊重する心が芽生えたら、避妊や性感染症の対策も慎重になってくるはずだ。

（後略）

女子にスポーツに打ち込ませる家庭というのは、概して一定以上の安定した生活基盤を持っている場合が多いようです。リベラルな両親の愛に見守られてのびのびと育ってきた学生が多いという感じですが、セックスとなると委縮してしまう親が多いのでしょう。そういう中で育ってきて「まるで健康の話をするかのようにもっとオープンに話せる環境づくりが大切」とこの学生は書いています。やや稚拙でも、自分の素直な言葉で綴ったいいレポートです。彼女ならきっとよい保健体育の先生になると私は思います。山谷さんならこのレポートをどう読むのでしょうね。

ワクチン接種の「確かな情報」の一つになりますが、子宮頸部についてしまった傷口からのＨＰＶ

が入り込むのを防止するためにHPVワクチンを接種するというのなら、その目的を果たすために、そもそものような傷がなるべくできないような、思いやりのあるセックスをしてくれるパートナーとの関係性を考えるというように話を広げていってもいいはずなのです。

そもそも「HPVワクチンとは何か」ということと性教育を結びつけていく発想が出てこない点に問題があります。たとえば、ヒトパピローマウィルスとは常在菌であって、誰の性器にも普通にいるものである、セックスをする前に男子にペニスをよく洗ってもらったり、コンドームを必ず使うようにすれば感染のリスクはだいぶ減るというリテラシーから始めてもいいのです。

ここには保健体育の先生、養護の先生のこのワクチンに関する基本的なリテラシーの欠如という要素も絡んでいます。性の話は多くの中学校、高校で敬遠されていて、学生たちの記憶にあまり残っていない、教えられていたとしても無機質な性器教育になっていたりする。こうした学生たちが保健体育の教員になっても同じことが再生産されていく、そういう現実があると思われます。

以上のような実態を変えていくことこそ今求められている「性感染症予防教育」であり「性教育」だと私は考えるのですが、いかがなものでしょうか。

四、今の「がん予防教育」は視野が狭すぎる

1　グローバル資本は人文科学系の知を嫌う

「HPVワクチンとは何か」という教育が不足しているということについてもう少し背景を考えて

みたいと思います。教育の場とは一つのプラットホームであると言えます。そこで教育し得る内容はいわば「何でもあり」です。何を教えるかは教える側次第です。

制度としての学校教育というのは、国家が定めた、許可したものを盛り込むというのが大前提になります。国家があまり教えて欲しくないことを教えてしまう教師は、国家にとっては困った、厄介な存在ということです。小学校、中学校、高校では文科省検定済の教科書が使われ、カリキュラムについても基本的な縛りがありますから、あまり大きな逸脱はできないように構造的になっています。大学の場合、それに比べると教員側の自由度がかなりあります。いや、あったはずです。

しかしその大学の学問の自由というものが今や危うくなっているのかもしれません。なにしろフロイトの学説を紹介しただけで「セクハラ」とされかねない雰囲気の大学が増えてきているのですから。人文科学系の学問が切られようとしている動きとこれは重なってくる現象です。今や国家を超えたグローバル資本が力を持っていて、教育にまで介入してくる状況です。

そうすると国家というより、グローバル資本にとってということになりますが、今やあまり教えられては困る内容の一つが人文科学系の知なのかもしれません。「子宮頸がんワクチン」なるものを少女たちに接種させることに代表されるように、人間を手段として利用していこうとするグローバル資本にとっては、人間について深く考えていくのに役立つことを教えられては困るのでしょう。今は大学教育がそういう動きに直面しておかしくなっている時代なのです。

2 「がん予防教育」ではたばこの害悪が強調されるが

ところで、他方で「がん予防教育」なるものが盛んになっています。これの総元締めは先にみた朝日新聞社系の団体、公益財団法人「日本対がん協会」です。斎藤貴男さんが『子宮頸がんワクチン事件』で指摘しているように、この団体は朝日新聞社と隣接しており、同じ建物内にいくつもの関連する組織が同居しています。「がんの教育・普及啓発合同研究班事務局」があるのもまさにそこです。「がん征圧」となるとそれは錦の御旗です。それが誰も逆らうことができない金科玉条の理念であればあるほど、人々は警戒心が弱まり、無批判的になって信用してしまうのです。そのことを隠れ蓑にして悪いものが忍び込んでくる余地が生ずるという点には十分な注意が必要でしょう。HPVワクチンがまさにそのようなものとして、人々の生活に入り込み、犠牲者が多々出ているのです。

たとえば、「がんのことをもっと知ろう」という指導書があります。「がん予防教育」を専門とする大学教員によって編集されています。厚生労働科学研究費補助金がん臨床研究事業として予算がつけられて作成されているものです。そのような教員の以前の勤務先が「国立がん研究センター」だったりということが結構あるのです。

指導書の小学校高学年向けのものをみると、「がんとは何か」「がんの予防」「がんの検診」などの大項目が並んでいます。「がんの予防」のところで具体的に挙げられているのは、「たばこのけむりはがんのもと」「生活習慣でふせごう」です。

特にたばこはやや過剰と思えるくらいに叩かれています。これは子どもにもわかりやすく、叩きやすいからでしょうが、本当にたばこの煙という要因によって肺がんになるというように問題を単純化して、そこばかりを強調した理解を子どもたちにさせてしまって科学的に大丈夫なのでしょうか。この「嫌煙のすすめ」は、何も学校教育だけではなく、今の社会全般にみられる傾向なのですが。

この問題については、放射線科の医師でがん治療にあたっている名取春彦さんが、データに基づいて検証し批判しています。禁煙推進側がたばこ有害論のほとんど唯一の根拠としてきた大規模疫学調査のデータ（厚生省が中心となって一九六六年から一九八二年にかけて行われた全国六府県二九保健所管内の四〇歳以上の住人計二七万人の生活習慣の聞き取り調査）を再検証して驚くべきことを言っています。結論のみを紹介しておけば、休煙日を設けてほどほどの喫煙をする人のほうが、完全禁煙する人よりもがんになるリスクは低いというのです。これは適度の喫煙がストレス解消につながり、免疫力を高めるからでしょう。しかも、それにもかかわらず、当時、国立がんセンター疫学部長の職にあった人物の書いた論文では、この事実が意図的に隠ぺいされていた可能性が高いというのです（名取春彦・上杉正幸著『タバコ有害論に異議あり！』洋泉社新書、二〇〇八年）。

3 「がん検診のすすめ」は正しいのか

右記の「がん予防教育」の指導書でも「がんの検診」が勧められています。子宮頸がんの場合でも早期発見・早期治療が無条件で推奨されます。HPVワクチンの危なさを批判する場合にもそれに代わるものとしてこまめな検診がよく挙げられます。ワクチンを批判している文献でもそのような代案が提示されることは少なくありません。がんは早期に発見して治療すれば助かるのではないのか。そういう思いに私たちはしばしば取りつかれがちです。

しかし、放射線科医でがん治療に長く携わってきた近藤誠さんは、過剰検診の害悪を説いていました。先の第三章で紹介した箇所（八〇頁）を参考にして下さい。

「早期発見・早期治療」ということがしきりに言われて検診をこまめに行うことが奨励されて、発見数はどんどん増えているのです。検査機会が圧倒的に多くなっているのだからある意味では当然です。見つけたものは治療することになります。たとえば、手術を行う、抗がん剤を処方するといったことを始めるわけです。それらのためにかえって治療死ということが起きていると近藤さんは長年の現場経験から述べているのです。子宮頸がん以外のさまざまながんについても同じようなことが言えるようです。

同じことを長年、看護師として現場でお仕事をされてきた五十歳代の方から聞くことができました。がんのためというよりも抗がん剤の治療のために苦しんでいる患者さんをその方はたくさん見て来られたのでした。だからご自分のお父様ががんに罹ったときに治療方法をめぐって担当の医師と激しくぶつかったそうです。

たいへんな問題に私たちは直面してしまいました。近藤さんのセカンドオピニオン外来に来られる患者さんも私たちが感じているのと同じ質問をするようです。一つは、がん検診は転移を、ひいてはがん死を全然防止できないのか、という質問。たとえば、もし先ほどの二十歳代の女性、一千万人全員を検査していたら、九人に生じた転移と死亡を防げたのではないのか、と。それに対しての近藤さんの答えを見てみましょう。「がん検診百害あって一利なし」（『文藝春秋』二〇一六年五月号）という文章では次のような指摘をしています。

残念ですが、がん細胞の起源を知ると、答えは否定的です。というのも、正常組織に「幹細胞」があるように、がんにはがん細胞の親玉と言うべき「がん幹細胞」があるからです。種々の発がん物質の影響で、正常細胞の遺伝子が何個も傷つくとがん幹細胞に変わり、それが分裂を始めるのです。それゆえ、がん病巣にあるすべての細胞が、がん幹細胞の性質をうけついでおり、がんが転移する、しないといった性質も、がん幹細胞の段階で決まってしまうと考えられます。

他方で、がん細胞はたいへん小さい。わずか一ミリの病巣に百万個のがん細胞が詰まっています。もしがん幹細胞に転移する性質があるなら、その数になるまでにとっくに転移してしまっているはずです。そしてどのような検査も、一ミリの病巣を発見できないので、検診は有効にならないのです。（三二二頁）

もう一つ、よくある質問は、なぜ過剰診断が生ずるのかというものです。これについて近藤さんはがんの診断法に問題があると応じています。

諸臓器に生ずる、異常な細胞集団（つまり「病変」）ががんかどうかは、もっぱら顕微鏡によって診断します。しかし、顕微鏡で細胞の顔つきを見て診断する作業はある人物が善人か悪人かを顔つきで判断するに等しく、かなり無理があるのです。（中略）日本で、粘膜にとどまる早期胃がんと診断されている病変は、欧米に行くと良性病変あつかいです。子宮頸部の上皮内がんも、ウィルス感染症の一場面を見ているだけと考えるのが自然です。つまり、顕微鏡診断自体が、過剰診断の量産装置になっています。要するに、がんの顕微鏡診断学は破綻しており、そういうものに頼るから、過剰診断が発生するのです。(三二一―二頁)

検診の実態はそのようなものなのです。過剰診断で必要がないのに治療対象にされていくことになるのですから、検診はやめたほうがいいのです。昨今は会社などでしつこく検診を勧めてくることがあるのですが、それに対しては「検診を受ければ死亡数が減るという確実なデータはありますか」と問い返すよう近藤さんは勧めています。

ワクチンの場合も、検診の場合も、人々の不安を煽って制度としての医療の方へと人々を誘導していくので、それに乗せられないように気をつけるべきです。それらこそ、「がん予防教育」では本当は教えなければならないのです。

検診については、もしどうしても受けたいのなら、あるいは職場などから受けろという圧力が加わって受けないとストレスがたまってしまうようなら、検診の限界を知って最低限の範囲で受ければいいと私は思います。HPVワクチンよりはよほどましです。ただ、検診とは分類しやすくつくられた診断基準に基づいて正常者を「病気」にする装置として機能してしまう可能性は常について回るのであり、それゆえ検診への過剰な依存には落とし穴があるというリテラシーが必要だということです。

終章　少女たちはいったい何の犠牲になったのか
――「考えずに生きてきた、考えては生きられない」のは誰か

1　ワクチン・ビジネスは多くの犠牲を出してきた

ＨＰＶワクチンを接種して副反応被害の出た少女たち。彼女たちはいったい何の犠牲になったのかについてここまでいろいろなことを考えてきました。

やはり、端的には製薬会社の利益追求という問題が大きいのでしょう。製薬会社は必要性のないものを必要と思い込ませて売ってきました。たとえば、例年大々的に騒がれるインフルエンザワクチンについて、型がすぐに変わってしまうので、打っても無意味であると、母里啓子『もうワクチンはやめなさい』（双葉社）では指摘しています。それなのに多くの国民はこの重要な事実を知らずにいます。

ワクチンによる「薬害」は、これまでに数多く出ています。一九八九年にＭＭＲ〔三種混合ワクチン、Measles（はしか）、Mumps（おたふく風邪）、Rubella（風疹）に対応〕の接種を開始しましたが、直後から副作用で無菌性髄膜炎の発生が各地で報告されて、一九九三年に中止になりました。

ＭＭＲが中止されると、ワクチンを売りたい側は困ります。今度は高齢者へのワクチンを広げようとします。子どもへのＭＭＲの復活は難しいということで「安全性」を強調したＭＲ〔二種混合ワクチン、Measles（はしか）、Rubella（風疹）に対応〕が使われましたが、それでも副作用被害はやはり出

ています。そして今回のHPVワクチン。「国民のため」と称しながら、「ワクチン産業のため」の予防接種という側面が見え隠れしているのです。そして同じ過ちが繰り返されています。

2　予防接種に携わる官僚の直面するジレンマ

官僚は大きな権限を与えられており、国民のためにきわめて重要な決定に携わっています。たいへん緊張感のある仕事に日々従事しているわけです。厚労省の官僚は、国民の健康を守るために最善を尽くさねばなりません。責任を持ってその職務を遂行しなければなりません。ただし彼らのために指摘しておくと、予防接種に携わる官僚は難しい選択を強いられています。予防接種行政のあり方を検討した手塚洋輔著『戦後行政の構造とディレンマ』（二〇一〇年、藤原書店）は、そのことについてこう述べています。

予防接種をすれば、必ず一定の割合で副作用の被害が生じてしまうし、かといって実施しなければ防げる感染症に罹患する被害が発生する。公共政策として予防接種を行うということは、するべきではないのにした誤り（作為過誤＝副作用）と、するべきなのにしなかった誤り（不作為過誤＝感染症罹患）という二つの「過誤」の可能性を行政が引き受けることを意味する。しかも、これら二つは、あちらを立てればこちらが立たないという関係にあり、同時に回避することはできない。ということは、この種の行政活動は、何をしても非難が噴出しかねない脆弱な構造の上に成り立っているのである。（カバー裏の文章より）

国民を感染症から守らなければならないし、しかも副作用の防止をも考えなければならない。この緊張感の中で予防接種担当の責任者は苦悩します。「作為過誤」と「不作為過誤」とのいずれかのリスクを選ぶ決断が待っているからです。感染症の場合なら特にそれは迅速になされねばなりません。利益と損失を比較考量して最善を尽くさなければならないのですが、どちらにころんでも何かあったら責められます。ワクチン行政に携わる官僚は実は辛い立場にいるのです。

その際にさまざまな圧力が外部から加わることもあります。ワクチン接種であればワクチンをつくっているメーカーやその関係者は接種推進の立場で働きかけてくるでしょう。それでも客観的に考えて国民の利益を守るのが官僚の本来の役割です。子宮頸がんは感染症ではありませんが、担当の官僚が直面したのは感染症の場合と同じ種類の問題です。よかれと思ってワクチンを導入した。しかし重篤な副反応被害者が予想以上にたくさん出た。接種に踏み切ったのがまちがいだったようだ。そう気付いたならすぐに接種を中止しなければならない。やはりそれが最善の道であると言えます。

そういう意味で、二〇一三年六月に接種の積極的勧奨の中止を方向づけた厚労省の矢島鉄也・健康局長（当時）はすばらしい仕事をしました。最初は有効なワクチンだと考えて動いていたとしても、それがまちがいだったとわかった時点で早く対処すべきなのです。関係者がそのような態度変更をすれば、薬害の広がりは防止できるのです。

新聞記者も同じく国民のためにきわめて重要な仕事をしています。多くの人たちに何をどう伝えていくべきなのか、その責任は重いと言えます。研究に携わる者、教育現場にいる者でもその他の仕事の場合でも同じことです。個々人が自分のしている仕事に誇りと責任をもって参加し、「テイク・パート・イン」をしていけば、よい市民社会は実現できるはずです。

3 二〇〇五年の耐震強度偽装事件、JR福地山線の転覆事故を思い出す

古井由吉さんに「朝の男」という作品（『白暗淵《しろわだ》』、講談社文芸文庫所収）があります。二〇〇六年四月に、当初は「白い男」という題で発表されていますが、その前年の二〇〇五年に起きた、いわゆる姉歯物件マンションの耐震強度偽装事件を意識して書かれている作品です。揺れている「わるいやつら」の世界にかかわる内容です。あのような危ないマンションを設計し続けていた姉歯氏の心の内はいかばかりだったのか。古井さんの筆致はその点に迫る描写を連ねていきます。

大地震とまでは行かなくても、ある程度の激震で倒壊するおそれのある高層の建物が、さしあたり無事に立っている。人が居住している。人が宿泊している。周辺には大勢の人が暮らす。道路も通る。

あちこちに建った。数えるにつれて増えていく。それらの不正に自身が手を、ほかでもないこの手を染めて来た。

夜の寝入りに、未明の寝覚めに、そらおそろしくなりはしないか。まだ立たぬ阿鼻叫喚が、聞こえて来ないか。白昼にも、不意の寝覚めのような境は挿まる。

考えずに生きてきた。考えては生きられない。考える閑を自身にあたえぬために、日夜、仕事に追いまくられるままになった。考えることをいよいよ徒労とするために、退路を断つ心で、さらに不正を重ねた。（二〇頁）

本当はあの建築士は不正を重ねている自分が怖くてしょうがなかったのでしょう。深く考えてはやっていられない。だから考えずに追いまくられるままに前に進み、不正をさらに重ねていった。耐震強度が不足しているマンションであっても素人にはわからない。偽装をだまし通せる。それならこのまま行ってしまおう。とても疚しいのだけれど、「まだ立たぬ阿鼻叫喚」を想像すると、怖くてとても直視はできないけれど、直視しないためにさらに悪の道を突き進んでいくことになった姉歯氏の心の動きが手に取るようにわかる書き方を古井さんはしています。

このあとに見られる次の箇所も非常にリアルです。

考えまいとして仕事へのめりこむ。夢にうなされまいとして夜の眠りを短い昏睡へ切り詰める。立ち停まってはならない。先を見ても後を振り返ってもならない。人心地のつくのはまして禁物である。油断して仮にも安堵の息を吐けばたちまち、腋から股間から、脂汗の染み出る体感を、体臭を覚える。すれ違った人がわざと振り向かずに小手をちらっと振る。目配せが人から人へ伝わる。しかし何事もない。見棄てられた気持が残る。

年月が重なれば、同じ操作の反復に苦しんで、処理の仕方がおのずと過激になっていきながら、それなりの安定に入る。日常の安定こそ、経緯によっては、そらおそろしい。薄氷を踏んでいく者は、とうてい後戻りのきかぬところまで来ると、怖れもなげな足取りになる。不安は白い靄となって前後を包み込む。その頃になり、共謀の関係にある者たちがときおり、物言わぬ男を見るような、臆とした眼を向ける。動じない男だと周囲が舌を捲いているという。（二一一―二一二頁）

このように指摘されると、「薄氷を踏んでいく者」とは、耐震強度を偽装して危ないマンションを建てていた一人の建築士だけに限らない広がりを持った問題と思われてきてなりません。「考えずに生きてきた。考えては生きられない。考える閑を自身にあたえぬために、日夜、仕事に追いまくられるままになった」というのは、せっかちな現代社会に適応して日々仕事をしつつ、不安という「白い靄」の存在を打ち消し難く実感している多くの人たちのことであるのかもしれない。どうしてもそう感じてしまいます。

そして医療関係者たちも当然そこには含まれるのでしょう。薬害とは何かについて浜六郎さんはこう定義しています。「薬害とは、国や企業・学者が、ある薬剤と被害との因果関係を適切に認識し、かつ、適切な情報提供や回収など、適切な措置をしていれば防ぎ得たはずの被害が、利益に比して許容限度を超える規模で生じている状態である。なお、多くの場合、被害が正当に救済されない状態が持続している」（NPOJIP編『くすりの害にあうということ』一二頁）と。

HPVワクチンの接種被害の場合も明らかにこの定義にあてはまります。関係する人たちは「まだ立たぬ阿鼻叫喚」をどこかの段階で耳にしていながら、「立ち停まってはならない。先を見ても後を振り返ってもならない」というように対処してしまったのではないのでしょうか。

二〇〇五年という年は、姉歯物件マンションの耐震強度偽装問題のほかにＪＲ西日本の福地山線で電車の脱線事故が起きた年でもありました。時間の遅れを取り戻そうとした運転士がスピードを出し過ぎた結果、カーヴを曲がり切れずにマンションに激突し、多数の犠牲者が出た事故でした。過密ダイヤと運転士が定刻どおりの運行の厳守が強いられていたことに原因があったとされたのでした。

より安価で広いマンションを求めた消費者の欲望、過密に組まれたダイヤであっても定刻どおりに電車がやってくる利便性を求めた消費者の欲望というものが事件や事故の背後にはあったのでした。責任の所在が厳しく追及されたけれども、よく考えてみたらその責任の一端は、限りなく欲望を膨らませていた我々自身にもあったと考えるべきなのです。ＨＰＶワクチン接種被害のケースはどうだったのでしょう。

４　予防医学への意志は「正常病」の症状かもしれない

ＨＰＶワクチン接種については、第四章で見てきたように、製薬会社の思惑を実現すべく、ロビイストや政治家、あるいは推進派の医師らが積極的に動いて導入が実現したのでした。公明党は、党員の松あきら議員が先頭に立って動いた結果、サーバリックス承認を勝ち取れたとき、「我が党の成果」を機関紙でアピールしていたのでした。自民党の三原じゅん子議員もこのワクチンの接種推進に大きな貢献をしています（第四章参照）。

しかし、何も自民党や公明党だけではありません。ワクチンの導入を後押しする形のいわゆる「革新」側の運動が組織的な形で展開されていたことも忘れてはならないでしょう。公費助成のための署名集めやデモなどが全国各地でなされていました。たとえば、『新婦人しんぶん』などの過去の記事をみてもそのことは明らかです。

むろんそれは医療というよきものを多くの人に広く供給していこうという、圧倒的な善意に基づいてなされていたのですが、運動を担っていた個々の人たちにワクチンというものに対する一種の思考停止状態、無批判的なワクチン絶賛があったことを反省しないと、同じことがまた繰り返されてしまうと思われます。

予防医学への欲望はどんどんエスカレートしていきます。この欲望が消費社会の中で煽られたものであることを立ち止まって考え直してみなければなりません。特に「ワクチン療法」もそこに含まれるところの先制医療とは、現在、健康そのものの身体を有している人にわざわざ介入していくものであるから、介入の内実については一層の慎重さが求められているのです。

昨今の大学生が就職活動でエントリーシートに「私の強み」とか「私が大学時代に頑張ったこと」とか「将来の私の生き方」など「私」を文章にするよう執拗に求められていることも、私には予防医学への欲望が煽られていることと重なって見えてきます。自分がどのような存在であるかということや先のことなどそんなに明確にわかるものではないでしょう。生身の人間はもっと曖昧でいいかげんで矛盾したところも持っているわけです。「私」のありようは、皮膚の内側に閉じて固定してあるものではなく、他者との関係性次第で変わっていくものだと思うのです。強迫的に「私」を語らせるエントリーシートの発想そのものがそういうことが見えなくなっている地点に成立していると思います。

それは予防医学的に健康な身体に介入しようとする発想と実は地続きなのです。

子宮頸がんワクチン接種の公費助成推進運動は、副反応被害が出て以降、すっかり影を潜めましたが、他の病気の予防のためのワクチン接種についての推進運動は今もなお盛んです。しかし、ワクチンは全ていいものとは限らないし、打っていい場合、打つべき場合もあればそうではない場合もあって、やたらと広げればいいというものではないのです。

5　風疹ワクチン接種を再考する

第三章でも登場した母里啓子さんとお会いした折に、母里子さんが真っ先に口にしたのは「HPVワクチンであれだけ被害を受けた人がまだインフルエンザワクチンを打っているんだから」という怒りの言葉でした。問題は甚だしい接種被害が出て訴訟にまでなっているHPVワクチンだけではないのです。母里さんは公衆衛生のプロの立場から『もうワクチンはやめなさい』で多々重要な指摘をしていますが、ここでは一例として風疹ワクチンについて述べている箇所を引いておきましょう。


風疹は、「三日ばしか」というくらい、とても軽くすむ感染症です。微熱だけで、ほとんど症状が出ないことも多いくらい。昔は、風疹の子が出たというと、「もらっておいで」と遊びに行かせたくらいのものでした。

そんなに軽い感染症なのに、なぜワクチンがあるかというと、妊娠中のごく初期に風疹にかかると、まれに胎児に感染し、耳が聞こえなくなるとか、白内障など、先天性の障害が出ることがあるからです。

妊娠中の女性にとってはとても怖いものですが、実際に赤ちゃんに障害が出ることはかなりまれです。むしろ恐ろしいのは、風疹にかかったかもしれない、障害が出るかもしれないと、妊婦さんが不必要に脅されていることのほうです。あまり妊婦さんを怖がらせないでほしいのです。

風疹のワクチンは、今ははしかと一緒にＭＲワクチンに入っています。でも、幼児に必要なワクチンではありません。風疹ワクチンは、妊娠を考えている女性に必要なのです。赤ちゃんのときにワクチンを打っても、お母さんになるころには、ワクチンで作った抗体などで消えてしまうかもしれません。かえって不安です。

一時期、風疹ワクチンは中学生の女子が対象でした。子どものときに風疹にかかっていない女子が打つのです。この方式はとてもいい制度でした。子どもや男子の間では適当に流行がありますから、風疹ワクチンで作られた抗体も下がってしまわずに保たれます。

なのに、女子だけとは性差別だとか、妊娠してからでは間に合わないから中学生に接種しようという言い方がどうだとか批判があって、あっさり男子も打つという方向に転換されてしまいました。メーカーも、女子の分だけでは需要量が半分なので、男子の分も打つのは願ったりかなったりだったのでしょう。

現在、厚労省としては、幼児に予防接種を徹底することで風疹の流行自体を抑えようとしているようです。けれど、近年、世界でも、風疹ワクチンを徹底している国で、風疹の流行がしばしば起こっています。風疹のワクチンは、すべての幼児にするものではないのです。

このところ、妊娠中の女性社員を守るために、男子社員全員に風疹ワクチンの負担を補助する企業があるようです。でも、あまり意味のないことです。

先日、ある医療雑誌で、産褥期のお母さんに風疹のワクチンを奨めている婦人科医の記事を読みました。風疹の抗体が上がっていなかったために不安なまま第一子を産んだお母さんに、第二子を望んでいるならと接種をお奨めしているそうです。

それこそ、ワクチン接種の正しいやり方です。ワクチンは、このように、必要性の高い人のみ、打つべきものなのです。（一五四–一五七頁）

母里さんは、ワクチンを全て否定しているのではなく、必要性のある場合も具体的に指摘しています。やみくもに接種を勧める善意の人たちに注意を促しているのです。

今、高齢者向けに推進中の肺炎球菌ワクチンについても、母里さんは同様に不要であることを主張しています。にもかかわらず、大騒ぎして人々の不安を煽っているのは、ワクチン産業側の都合によります。ワクチンのためにたいへんな無駄遣いがなされています。浜さんがワクチン接種先進国の北欧諸国で免疫疾患が増えていると指摘していたことも思い出すべきでしょう（一〇七頁）。

ワクチン成分が身体にとって異物である基本的事実が忘れられていることから考え直してみなければならないでしょう。善意に支えられて乳幼児に打つワクチンの数が増えているのは由々しきことです。病気自体がすでになくなっていて、打たなくてもいいワクチンが製薬会社の都合で使われ続けている場合も少なくありません。

そのようなワクチン接種の不合理さについてのリテラシーを広めていくことが必要です。医療賛美絶対主義に侵されているために、いわゆる「革新」やリベラル系の人たちも含めて多くの人が予防医学的な言説に振り回されているところに根本的問題があるのです。

6　HPVワクチン接種被害の場合も「正常病」が関与していた

「正常病」とは、フランスの精神科医ジャン・ウリが、来日した折の講演にて使っていたのにヒントを得て私も使わせてもらっている概念です。私の場合は「正常であらねばならない」という思いに強迫的に取り憑かれてしまうがために、些細な不調まで気にし出し、それに対してこれまた強迫的に対処しようとする、まさにそのことのためにやがて本当に病気になってしまう事態を指して使っています。そんな皮肉な転倒した事態が昨今は多発しているのです。

たとえば、精神科でやたらと処方が増えている抗うつ剤、血圧の基準値が専門学会ぐるみでかかわってドンドン引き下げられてやたらと処方されている降圧剤などは好例です。またイタリアの精神医療改革を進めたフランコ・バザーリアは「施設神経症」という概念を提唱しましたが、それは患者が病院という施設に閉じ込められてしまうがために起きている症状というものがあるとの問題提起を意図して打ち出された概念です。近代社会は合理性をひたすら追求して生産性を上げていく必要性から、特定の種類の「狂気」を施設に隔離したのです。

しかし、視点を変えてみるなら、そのような近代社会のつくりが別の「狂気」を孕んでいるのかもしれないのです。適度の合理性は不可欠です。しかし、人間が生きるということは、合理性の奴隷になることではないはずです。「正常病」はそのような転倒現象を捉え返していくために、今後ともさらに使っていきたい概念です。そして考えてみると、HPVワクチン接種被害の場合もまさに、「正常病」が関与して生じてしまったとも言えるのだろうと思われます。

これに個人レベルで対処するには、せっかちな動きに巻き込まれてしまっている自分を捉え返し、あの内田義彦さんの言う「私の中の看護人的存在」、つまり、自分の身体への看護人に自分がなるという感覚を取り戻すことが求められるのでしょう。予防医学や先制医療への意志は、「わるいやつら」に唆されてつくられたものなのかもしれません。そんなものに煽られず、流されず、自分のペースでたんたんと生きていけばいいのです。

社会レベルで対処するには、広範な市民運動が必要でしょう。第四章の末尾に簡単に記しておいたように背景を探っていくと、グローバル化の動きや対米従属構造の中でこのワクチン接種が進められてきたことがわかるのですが、日本政府の二〇一三年六月の積極勧奨の中断にアメリカのシンクタンクCSIS（国際戦略研究所）、あるいはWHO（世界保健機関）などが苛立ち、これを再開させようと躍起になっているのです。こうした状況をよく認識して組織される市民運動が求められています。デモに参加したこと自体に満足感を感じてしまうレベルの思考停止状態の人たちの運動であってはならないのです。たとえば、遺伝子組み換え食品の危険性という問題などをも、対米従属構造の犠牲を強いられている沖縄の基地問題などをも視野に収めた横断的な運動を育てていかねばなりません。

「正常病」の蔓延は深刻です。それは「意図せざる結果」症候群とでもネーミングして検討すべき事態を多々生じさせています。たとえば、精神科で処方される薬それ自体のために症状が悪化する、がん検診それ自体ががんの原因になってしまう、そしてワクチン接種それ自体が病の原因になってしまうなどの事態です。リベラルな人たちが頑なに身にまとってしまっている、一種の科学信仰のような態度を考え直さないと上記の市民運動に芳しい成果は期待できないでしょう。

また教育も大事です。第六章で示したように「がん予防教育」をより幅の広い新たなものとして再構築していく必要があります。たとえば、不要ながん検診を受けないように指導する「がん予防教育」も考えられてしかるべきでしょう。性教育も重要です。ワクチンであれペニスであれ、思春期の少女たちが自分の身体に入ってくるものに対してあまりに無知であったことが、接種被害を広げた原因の一つであったこととの反省が必要です。中学・高校の保健体育の先生、養護教諭の先生がよりよい性教育を積極的に実践して下さるようお願いしたいと思います。

7 星新一「流行の病気」と漫画作品『イキガミ』から見えてくること

第二章で日本女子体育大学の学生のレポートに触れた際に講義のときに使った配布資料を示しました（六五頁）。その中に『北海道新聞』のコラム「卓上四季」の二〇一三年十月二十五日付のものも入っています。『北海道新聞』には第四章でだいぶいちゃもんをつけましたが、私の知る同紙の現場の記者さんたちは本当に精力的に動いて、とてもいい仕事をしています。同紙には優れた記事もたくさん載っています。このコラム記事もエスプリが利いていてなかなかいい出来です。アベノミクスを揶揄しているように読めます。

星新一の「流行の病気」（『ひとにぎりの未来』新潮文庫所収）は、一九六九年に発表された古い作品ですが、政府が定期的に流行病のウィルスを撒き散らし、国民に新薬を買わせる政策をとっているとの設定のお話です。製薬会社が儲かり、運送会社、銀行が儲かり……「月給が上がって貯金も増えたわ」「税収も増えていいことずくめだ」と人々が喜んでいるけれど、「本当はどうなんだ、この社会は」と問い出すと怖くなってくる内容です。今の状況と非常によく似ているのです。もしかすると、星新一さんは、二十一世紀初頭の日本社会が過剰医療化に見舞われてしまうことを直感的に見抜いていたのでしょうか。そうだとすると驚くべき洞察力と言うべきです。

今の社会の風潮として、ワクチンで防げる病気は全部防がねばならないような雰囲気がマスコミによってつくられているようにも思われます。予防医学的発想から国民全員に強制的にワクチンを打たされ、拒否するとペナルティが課される悪夢のような社会がこのまま進むと本当に到来してしまうのかもしれません。定期接種が、現行の予防接種法では打たなくても特にペナルティなしという今はまだいい時代なのかもしれませんよ。

そういえば、小学校入学時に（国家繁栄のために生きることの大切さを人々に実感させるべく）全員に国繁予防ワクチンが接種され、二五歳になると千人に一人の割合で体内でナノカプセルが破裂し、死に至ってしまう社会という設定の「イキガミ」（間瀬元朗原作、『週刊ビッグコミックスピリッツ』連載）という漫画作品がありましたが、国民全員に強制接種の社会を想定して揶揄しているのかもしれないと思われてきました。「イキガミ」は運悪く「国繁」にあたった個々人がまもなく死ぬと知って、残された時間をどう有効に過ごすかというところが見せ場でした。人生の持ち時間は誰しも限られている。たいていの人の場合、高々八〇年くらいにすぎないわけです。予防医学的発想とか健康不安とかに取り憑かれて愚かなことに時間を使っては損ですよということを教えてくれる作品です。

8　ヒトパピローマウィルスという常在菌の気持ちになってみる

ワクチンの問題を考えていくには、人間中心的な視点を脱することも必要と思われます。感染症についての知見を得ようと読んでみた、益田昭吾『病原体から見た人間』（ちくま新書、二〇〇七年）という本は、その意味でとても刺激的な一冊でした。著者は東京慈恵医科大学名誉教授であり、ブドウ球菌の研究を一貫して続けてこられた基礎医学の研究者です。細菌の病原性を通じて医学と生物学の関係について、そして人間という存在についても深く考え続けてこられた方のようです。

病原性とは「生物が環境の復元力を超えて増殖してしまう状態」であり、常住性とは「生物が環境の復元力を損なうことなく、安定して存在する性質」（二二頁）です。感染症とは本来の宿主-寄生体の関係が成立していないときに起こるものなのです。いろいろな意味でその人の抵抗力が低下したときに、それまで病原性を示さずに体内に常住していた微生物が病気を起こすこともあります。これが日和見感染症ですが、その場合、関係性を絶ってしまう原因は人間の側にあるわけです。どのような感染症にとっても、抵抗力の低下した人体とは本来の環境ではありません。

そのような指摘に基づいて、たとえば、ヒトパピローマウィルスという常在菌の気持ちになって人体というものを考えてみてもいいのでしょう。宿主の人間がストレスを貯めたり、脂質を摂るのを怠った時に生存環境である子宮頸部の安定さが損なわれ、環境の復元力を超えて増殖してしまうのです。宿主が死に至るがんはヒトパピローマウィルスにとっても好ましいものでは実はないと言えるでしょう。子宮頸部の傷口から侵入して高度異形成になるとは、栄養を無制限に与えられ、空間的に適したところでウィルス同士の競争が激化し、自分の増殖のために消尽してしまうのですから。

「生物が増殖能力を備えているのは偶然的理由で個体が死滅することを代償するためであり、増殖を制御するしくみと共存しているはず」、「生物にとって個体が複製され、その数が増加するということは、より強く存続の可能性を発言することではなく、かえって安定した存続を危うくするものであると考えられます。あるいは、よく増殖するほうが優れた生物であるという考え方は、農耕や畜産に関連して確立した価値観かもしれません」（一三六頁）といった指摘にも示唆深いものがあります。「無限の増殖」というバイオテクノロジーのめざす大量生産の発想もじつは近代主義に毒されたものに他ならないのでしょう。

同書は、人間に特有の自我という問題についても言及しています。「人間の自我意識は、自分の無用性を肩代わりさせるために、身体が必要としているものとは別の水準にあるような、高い知能の有用性を身体に認めさせた」（一四五頁）というのです。我々はこの意味での我々自身の根源的な無用性を認識しなければならないのでしょう。仏教の「無」の思想と通じているのかもしれません。

自我意識が過剰な食欲などを誘発し、日和見感染症を招き寄せてしまうのです。また理性から出た欲望が途轍もなく膨らんでついには自らを破滅させるところまで突き進んでしまいます。製薬産業の利潤追求のために健康そのものの身体における僅かなリスクを大げさに言い立てて、予防医学的な介入を正当化してしまったことの背景には「わるいやつら」化した人間の同様の欲望がみられます。そして弱い立場の人たち、十分な情報が与えられていないために罠に嵌りやすいという意味で弱い立場の人たち、たとえば少女たちが犠牲になっていったのです。

自己が自己を攻撃してしまう自己免疫疾患の増加は、不安を煽って人々をせっかちに追い立てていく現代社会の構造的な病理のありようを象徴するかとも考えられます。ワクチン接種が盛んになされている地域で自己免疫疾患が増えているのではないかとの浜六郎さんの医学的な見立ては興味深いものですが、社会科学的にこれを受け止め直すと、「正常」が強迫的に追求されている社会に特有の病理などさまざまなことが視野に入ってくるように思われます。

そのように子宮頸がんワクチン接種被害事件という薬害事件を通して我々が検討していかねばならないことは実に多いわけです。まあ、欲望に囚われず、あまりせっかちにならずに、よく食べよく眠り、ひとりひとりが自分のペースで楽に生きられるような社会を何とか作り出して行きたいですね、というのを、本書の締めくくりの言葉としておきます。

付記　その後の娘の生活と苦しみについて
――佐藤美也子さん、金澤千世さんの手記

第一章で二〇一四年十一月二十三日に行った苫小牧市内での講演記録を載せた佐藤美也子さんと金澤千世さん。お二人と娘さんは、その後、どう過ごしておられるのでしょうか。以下は、お二人に二〇一七年一月に書いていただいた手記です。

一、願いはただただ治りたいということ

佐藤美也子さん

娘に起こったことを苫小牧市の講演会でお話しさせていただきました。娘は当時、高校二年生。それから今までの経緯を思い起こしながらまとめてみます。

美唄市の独自支援決定――二〇一四年十一月頃

この頃、美唄《びばい》市の独自支援の話が進む。定期の救済に準ずるカタチを取りたい。とてもありがたかった。

242

毎日イライラで会話がろくにできない時だった。すごく機嫌が悪く、悪態をついたり暴言を吐いたり、娘ではなく違う人格なのかと思うぐらいだった。記憶の波も激しくジェットコースターかと思うほど、娘本人の知的認知落差が激しい。

イライラ事象も毎日約八割を占める。イライラしすぎてモノに八つ当たりし、私と取っ組み合いになったこともある。この時は、さすがに恐怖を感じた。

「自分なんかいなくなればいいんだ」

ある時、娘にこう言われた。

「自分なんかいなくなればいいんだ。生きているのが辛い。もう楽になりたいんだ。解放して！ 誰もわかってくれない。もう頑張っても誰も認めてくれない。ママどこにいるの？ いろんなこと話したいのにいなくなって悲しい。天国に行っちゃったの？ 毎日、目覚ましたらいないんだよ。お願いだから探して連れてきてよ！ 友人なんでしょ？ 会いたいんだよ！ 会わせてよ！ なんで自分だけママいないの？ ひとりぼっちになっちゃった。早く連れてきて。一緒にエアロ（エアロビクス）だって行ってたのにできなくなった」

泣きながら何回も「天国にいったの？」と聞く。私は胸が張り裂けそうだった。悲しい。涙が止まらなかった。

小学生からやってきた生け花のことが十二月に突然わからなくなった。「生け花ってなに？」

二〇一五年になって

毎日書く症状のノートは一〇冊目に入る。年が明けてもやはりイライラは強い。症状は視野狭窄や聴覚の感覚器が悪い。頭痛の症状を「頭の中に虫がうじゃうじゃ動き回っている。クラッカー連発してパンパン鳴っている。トンカチで思い切り殴られて誰かに頭をグイッとねじられている。とても気持ち悪い」と表現した。聞いているのも辛く思えてくる。

何とかしてあげたい症状の一つだが、この頭痛は毎日四六時中続く症状で途切れない。

一月にHANSの診断

脳に異常がある。HANS症候群研究班の先生を受診した際、やはりイライラしていた。簡単な認知検査は言っている意味がわからない。診察の終わりぐらいに不安発作で泣き出した。

私に「あの人誰ですか？　知らない人と一緒に帰りたくない。あの人と一緒に来たんですか？」と、先生に言っていた。一緒に病院に来たはずなのに突然さらにわからなくなり、発作で混乱状態に。悲しくなる。

冬休みに入っても症状は激しい。毎日、体中の激痛や全関節痛を始め、この冬休みから始まった違うパターンの睡眠障害。以前から睡眠障害はあった。毎日、朝四時頃眠る。昼夜逆転生活。これに倦怠感がさらに加わると一日寝たきりになってしまう。

学校が始まっても毎日送り迎えは続いた。やはり機嫌が悪かったり、イラつきが多く、私も辛い時期を過ごした。

「わざと副反応の症状やっている」と言われる

四月から高校三年生になった。ある生徒が、娘の悪口を言っていた、と耳に入る。「わざと副反応の症状をやっているから信用するな」と。

ハタから見たらおかしいのかもしれない。記憶がまだらだったり、理解不能なことが起きる。突然に。しかし、わざとなんて絶対にやっていないし、やって何か良いことがあるのか?

理解ない医師から詐病扱いされたりしたこともあったが、これと同じ。こうやって傷ついてしまうのはかわいそうで悔しい。

療育手帳の再判定でA判定に

五月に入ってからスルスルっと脱力し、意識消失を繰り返すようになってくる。分刻みの意識消失。時間はバラバラ。意識消失から戻ると左足がびっこになる。記憶もなくなる。

五月二十日。接種してから丸二年が経つ。記録を続けるノートは一一冊目を数える。いつまで続くのだろうか。児童相談所にて療育手帳の再判定を受けた。娘は先天性ではない。

しかし、結果は重度のA判定。カタチの認知が正確にできない。理解もできない。図形の丸、三角、四角がわからない。一貫性がない。記憶をとどめておけない。短期記憶がよくない。視野狭窄がある(両側端が見えていない)。見当識障害、空間認知、相貌失認が認められる。複雑な高次脳機能障害。

ワクチン接種する前はこんなことは全てないことだった。ある神経内科医は、「『最重症』といえるきわめて深刻な症状。側頭葉皮質の機能障害を特徴とする『高次脳機能障害』です」と語った。

三カ月で脳波が「異常なし」から「異常あり」に

六月に入り、頻繁に意識消失を繰り返すようになった。脱力、脚麻痺、硬直、不随意運動が起こってくる。毎日、目が離せず、つきっきりの生活が続いた。

脳波検査を実施すると、突然大きな波（スパイク）が右前中心、前頭野、側頭葉にてんかん波が頭全体に出ていた。てんかんを起こす異常な電気信号が脳全般に出ている。例えるなら、火事が燃え広がる様子か、ドミノ倒しのよう。時々、前頭葉に出ている。

前回脳波検査をしたのは、この年の三月。脳波異常は右前頭葉にたまに出ていたが正常範囲だった。「異常なし」がたった三カ月で「異常あり」となった。脳波をとってすぐ数分（まだ眠っていない状態）で大きな波が出ている。一七～一八歳で起こるので非常にめずらしいとのことだった。娘に一体何が起きているのだろうか。不安になる。

見たことのない症状が出てくる

高校三年生、最後の学校祭に参加できなかった。

七月に、ＳＰＥＣＴという検査をした。左側、内側、側頭葉に血流低下があった。脳に異常が出ている。なんてことなんだろう……。

八月には、体がピクついてモノを落としたりする。小さくピクつくのではなく、体がビクンと大きく揺れるほどのビクつきを初めて目にした。まだ、見たことのない症状が出てくる。どこまで苦しめるのだろうか。

九月四日。一八歳の誕生日

一五歳で接種してから三年目になる。毎日ジェットコースターのごとく、さまざまな症状が出現。今でも一緒に寝ながら息をしているのか、確かめたりするのが毎晩の当たり前になっている。こんなことはおかしいのかもしれないし大げさなことかもしれないが、心臓を苦しがったり、過呼吸などの症状も経験しているとどうしても不安になってしまう。寝息が聞こえて、私も初めてウトウトできる。ずっと登校できていない。

卒業できることに

二〇一六年二月。なんとか卒業できることが決まった。ずっと続いているイライラは相変わらずで卒業式前日に大喧嘩してしまった。モノが飛んできた。発作が起きて歩行困難になる。

三月一日。卒業式。朝、なんとか落ち着き、午後三時より校長室で一人だけの卒業式が行われた。感動の涙だった。

卒業できたことは嬉しかったし、卒業させてもらえたことは感謝しているが、障がいの状態や発作を考えると現状、進学も就職もできないのがこれからの課題。

歩行困難が戻らず

七月に入り、発作を起こしてから歩行困難が起きた。この日から毎日歩行困難になり、びっこでしか歩かれなくなった。症状の波も非常に激しくなっていく。

卒業してからは家にいる今の生活

症状は落ち着かない。痛みがさらに激しくなり、泣くようになった。

痛みを少しでも和らげてあげたいと思い、薬剤を試してみるも強い副作用が起きて断念。娘は、その強い副作用に恐怖感を抱くようになり、新しい薬剤はよほどのことがない限りは受け付けなくなってしまった。卒業してからは家にいる。

HPVワクチン薬害訴訟の原告に

現在は、症状と闘いながら新たに原告としての戦いを決意した。それはHPVワクチン薬害訴訟で闘うことだ。娘をはじめ、被害者の願いはただただ治りたいということ。治してあげたい。普通の生活を送りたい。送らせてあげたい。何年も突然襲ってくる症状にひたすら耐えながら、当たり前にできていたことができなくなり、わからなくなる、無理解な言動に泣きながら堪える。夢をあきらめ一日を必死に生きている。

娘に関しては、母がいないと感じての孤独感を一日でも早く叩き壊してやりたい。その年齢に合ったごく普通の生活を送らせてあげたい。

薬害は、またしても繰り返された。どうして被害がこんなにも大きく広がってしまったのか、国と製薬企業の責任を明確にしてもらいたい。研究をして治療法を確立してもらい、一日も早く治すこと。頭を下げてもらいたい。そして被害を繰り返さないようにすること。それらが訴訟に参加した理由である。

二、調理の専門学校へ入学したけれど、今は再び闘病の日々

金澤千世さん

二〇一四年十一月に苫小牧で講演した前後に

苫小牧で皆さんに講演したのは二〇一四年の十一月二十三日でした。あれから二年以上が経ちます。あの講演の頃、娘は十一月十二日に起きた大きな発作の後、記憶障害で辛い時期でした。何とかまた記憶が戻るきっかけを作るのに私は必死でした。携帯を渡しても、さっぱり操作の仕方がわからない。本人は毎日が混乱の中過ごすので、ちょっとした出来事でもすぐにイライラして怒り出す。でも私は出来るだけ外に連れ出しました。

ちょうどあの頃はほぼ毎日発作を起こしていて、その発作もその日によって違い、胸がずっと痙攣し続け「ヒーヒー」と止まらなかったり、突然不随運動が始まり足を大きく蹴り上げたり、足が突然動かなくなり全てのことに介助が必要になったりと様々でした。泣く発作もとても多かったです。涙がポロポロとずっと流れている姿を見て私は一緒に泣きました。我慢することが出来ないほど、生きていくことがこんなに大変なのかとまた感じさせられる時期でした。

記憶は少しずつ一カ月程かかり戻ってきました。何とか通信制高校の単位も授業を受けることが出来ました。本当に綱渡りです。年末十二月三十一日、娘は熱が上がり始めて最悪の年越し。インフルエンザから復活するまでかなりの時間が必要で次々と起こる事に本当に不安な毎日でした。

二〇一五年が始まって

やはり毎日起こる発作で勝手に動き出してしまう体にイライラ過ごすことが多く、何とか気分転換をさせるように過ごしていました。学校での定期テストにもやり過ぎだと言うくらい勉強しました。しかし勉強をして脳を使うと発作を起こしてしまう悪循環で、また大きな発作で記憶がおかしくならないかと見守るしかできない自分でした。

子どもの頃から娘は体を動かすことがとても好きでした。四歳からスイミングを始めて小学生の頃は選手育成コースに参加して毎日泳ぎ、中学生ではソフトテニス部の部長を任されるほど、頑張っていたのです。体調が悪くなってからも自己流でヨガをやっていました。もう少しその世界が広げられたらと思い、子どもの頃通っていたスポーツクラブに六年ぶりに行ってみました。そして三月から私と二人で入会しヨガやスイミング、ジムで走ったりと、新しいことを始めてみました。それが随分良かったのだと振り返ると思います。日に力が出てきました。

しかし四月十日の夜中、突然右半身が動かなくなりました。脱力して動かなくなることはよく起きていました。いつもは眠って脳を休めると、次の日には動くようになっていましたが、次の日朝起きても動かず娘もとても不安な顔。右腕のひじ下から痺れて手のひらの汗が酷く、着替えも入浴も全て私の介助が必要でした。

四月十三日もやはり動かず、この日で脱力してから四日目。急遽主治医に連絡し診察してもらうことにしました。採血してみようと注射をしたことがきっかけで発作が起きて、少しずつ手の感覚が戻ってきたと。とりあえず良かったと本当に安堵しました。一体娘の脳はどうなってしまっているのか。

少しのことでも発作が起きました。車に乗っていて突然大きなクラクションの音、コンビニの前でのたばこの臭い、学校で同級生の香水の匂い、勉強のし過ぎ、ずっと家族も神経を尖らせ生活を送り少しでも発作を減らそうと必死でした。

五月になって、ある方の紹介で気功を始めました。気功の先生とはとても相性が良く倦怠感が少しずつ改善し表情も明るくなり将来のことを考え始めたのです。

大きな挑戦

看護師になりたい夢は諦めるしかなかった。これは私も娘もとっても悔しかったことです。本当に本当に頑張っていたから。真剣だったから。どうやっても叶えてやりたくてギリギリまで頑張りました。でもダメでした。だからまた新しい夢を持つのは怖かったのです。でも気功の施術を受け始め体が少しでも軽くなり、楽になり通信制高校を卒業したらどうするかを考え始めることが出来ました。

通信制高校の担任の先生は、勇気を与えてくれるとても素敵な先生でした。娘の将来を真剣に考え色々な提案をして下さいました。

娘は体調が悪くなってから食事療法をやり始め、「食」にとても興味があったので調理の専門学校への進学を希望しました。この頃の娘のブログ「合言葉はハッピーで」からの抜粋です。

最近、体調が良いとはいえない毎日です。ついこの前まで、このまま元気になっちゃうかもというほど勢いで体調が良かったのですが、今は、まぁまぁです。

いつも良くなって悪くなってのリズムなので、もう悪くなった時の気持ちの落ち込みは、少なくなったのですが、やっぱり良くなってくるとつい期待してしまいます。

体調が絶好調のときは、今ジムに通わせてもらっててそこで七キロ走ることができていました。

昨日は、夜母とジムに行ったときは、体がおもーく、途中でやめよっかなとも思いましたが、意地で五キロ走ってきました。

走っているあいだは、おもくなーい、おもくなーい、すごい元気ー、げんきーと自分に呪文をかけるようにして頑張りました。無理はよくないと思いますが、無理をしないと前に進めない気がして怖いので、頑張ってます。

学校の先生とも進路の話をして、なんだか少し前が見えた気がします。

将来が楽しみだと久しぶりに思うことができました。

今まで、もうこれ以上親に迷惑をかけないために、働いたほうがいいかなとか、学校よりまずバイトしなきゃと思ったり将来を楽しもうという考えがあまりありませんでした。

でも先生や母に今しかできないこと、きらきらしてる時間、楽しい時間をすごすためならなにも心配しないでと言われてとても嬉しかったです。

気持ちが軽くなりました。

ありがとう。

娘は決めました。専門学校への進学に挑戦してみようと。調理の専門学校のAO入試を夏受験してみました。見事特待生で合格することが出来たことは、私達家族にとって奇跡でした。入試でも学校見学でも発作を起こさず乗り越えたことが本当に嬉しく、翌年四月からの生活に不安もありましたが、何とかなる、何とかしなくちゃと期待の方が大きく久しぶりに嬉しい出来事でした。ここまで来れた事、沢山の方々に助けて貰いました。感謝です。

新しい生活のスタート

二〇一六年四月、娘は調理の専門学校へ入学しました。慣れるまでは私が車で片道一時間程かけて送迎をしました。「慣れたら自分で電車に乗って行くからママはいっぱい仕事して良いからね」と言っていました。私もきっと大丈夫だと新しい生活に不安もありましたが、期待のほうが大きかったんです。

気功を始めてから本当に娘は随分元気になっていたからです。発作を起こさない日が出来ていたのでカレンダーに印を付けることが出来ました。○は発作を起こさないで終わった日。とても張り合いになりました。

しかし、現実はそんなに容易なものではありませんでした。人が多く集まる学校は緊張したり、びっくりしたりの連続で、何度も何度も発作を起こし保健室に運ばれる。朝は歩いて教室に入っても学校で何度も発作を繰り返し起こし、帰りは車イスに乗って先生やお友達がカバンを持ってくれて学校の前で待っている私の所に現れる。娘も私もこの頃は本当に必死でした。

この頃は脱力も酷く、突然首の脱力が始まりました。カクンと頭が後ろや前に倒れてしまうので先生に頭を押さえてもらいながら授業を受けていました。本当に様々な症状に悩まされました。せっかく見つけた夢を諦めたくなくて何度も発作を起こし、体も疲れきっていた娘を私は休ませず、学校に連れて行きました。これが今となったら後悔です。無理させすぎました。簡単に諦めて方向転換してやれば良かったと。

度重なる発作のせいで四月二十二日、とうとう記憶がおかしくなりました。初めて私がママで、主人がパパで、弟や大好きな犬のこともさっぱりわからなくなりました。自分が誰なのかもわからない。とても恐怖に怯えた目をして学校へ迎えに行っても私を怖がり、「ママに会いたい」と泣きながら言いました。

私がママだと言っても「ママじゃない」「一緒に帰れません」と。こんなに悲しい思いをしたのは初めてでした。どうしたら良いのか途方に暮れました。それでも娘は学校を休むとは言いませんでした。しかし学校へ行っても発作ばかりで、とうとう五月十九日、学校側からしばらくお休みさせたほうが良いと提案されました。もっと早くそうするべきだったのです。

入院

今までした事の無い治療をして何とか回復させてもう一度学校へ行こうと考えました。家族のことがわからなくなっても何とか学校の事はわかっていたので、もっと沢山みんなと同じ授業を受けさせてやりたかったんです。娘も私も簡単に諦めたくなかった。なので入院し治療をすることにしました。

まず静岡の病院で詳しい検査をしました。そこの病院はこの子宮頸がんワクチン被害に寄り添って下さる先生がいて沢山の被害者のお嬢様が全国各地から来ていました。脳の検査はとても大変なものばかりでした。頭にたくさんの機械を付けて電気を消さずに眠ったり、制限されることが多くて娘はとても辛そうでした。一週間かけて詳しく調べてもらいました。やはり脳の萎縮や血流が悪くなっている箇所があったりしました。

担当医からはステロイドパルス療法を勧められましたが、娘は副作用が心配であまり気が進みませんでした。ステロイドパルス療法の副作用は食欲増進やむくみ、免疫力の低下で風邪をひきやすくなってしまう等。記憶がしっかりしていた頃もステロイドパルス療法はやりたくないと言っていたので、私も無理には勧めませんでした。同じ病院には他にも子宮頸がんワクチン被害者のお嬢さんが二人いました。みんながやってきた色々な治療を聞いて「Bスポット治療」をやってみると言い出しました。Bスポット治療はとても痛みの強い治療ですが、副作用が一番少ないと感じ、そう決断したのです。とても不安でしたが一緒に前に進んでみることにしました。

五月三十一日、静岡から仙台の病院へ入院しました。Bスポット治療は様々な疾患に効果があると聞いていたので、持病のある私も一緒に治療を受けました。塩化亜鉛という消炎薬を綿棒につけて鼻の穴や喉から上咽頭へ擦り付け血を出します。炎症があれば、たくさんの量出血します。私も酷い出血で驚きました。担当医からは「こんなに酷い被害者のお母さんはみたことがないよ。被害者のお母さんの中で一番酷いよ」と言われました。

正直私もかなり疲れていました。効果は声が出しやすくなったり息がしやすくなったり、味をとても敏感に感じ取れるようになり、ご飯がとても美味しく私はとても驚きました。朝と夕方、一日二回のBスポット治療を娘はへこたれずに頑張りました。最初は痛すぎて全身硬直したりと、大変でした。しかし止めるとは言わず、何とか続けて治療を受けました。

担当医の堀田先生はとても心の温かい医師でした。痛くて辞めたくなる治療ですが、一生懸命に娘の話を聞き、一緒に考え、励ましてくれ、本当にたくさん助けて頂きました。素晴らしい出会いでした。一人で入院している他の被害者のお嬢さんもいたので、自分も一人で大丈夫だと言い出し、私は一度北海道へ戻りました。しかしまた酷い不随意運動が始まり、「病院へ戻って欲しい」と病院から電話があり、仙台へまた戻りました。

今まで頑張ってきた糸がプツンと切れた娘は「帰りたい」の一点張りでした。仕方なく退院させてもらい北海道へたくさんの荷物とフラフラの娘を連れてフェリーで一晩かけて何とか戻りました。

その後自宅に戻ってから、家中を転げ回る大きな不随意運動が続きました。発作が起きる前、娘は「あぶない！　逃げて！」と叫びます。私は怪我をさせないよう必死でした。この先一体どうなるのかと思いましたが、その大きな転げ回る不随意運動は、二週間ほどで落ち着きました。その後もセルフBスポット治療を毎日続けています。頭痛が軽減したり、記憶も少しずつ戻ったりと効果を実感したので毎日頑張っています。しかしBスポット治療は痛みが未だに強いので、本当に憂鬱な治療です。薬を飲んだり点滴をしたりするのとは違い、自分との闘いです。しかしたくさんの被害者のお嬢さんは一生懸命頑張っているそうです。みんな本当に元気になりたい一心です。どうして何も罪のない子どもたちがこんなに頑張らなくてはならないのだろうと考えさせられます。

退　学

もう一度学校へ行きたい気持ちで入院中もずっと友達からノートの画像を送ってもらい、それを書き写し、とにかく諦めず必死でしたが、学校へ再び行くと発作を起こしました。七月には再び記憶もおかしくなり、私の車にも乗せられないくらい大暴れし、数名の先生達もお手伝いしてくれましたが、おさえられず救急車を呼びました。この出来事が決定的でした。もう無理だと。やるだけやってダメだったので何故か心残りはありませんでした。今の娘にはやはり無理だったんだと思います。こうするしかありませんでした。

希望をたくさん持って四月からスタートした生活は終わってしまいました。諦めることばかりでこの先どうしたら良いのかと娘は泣きました。けれど私は絶対娘ならまた起き上がる、大丈夫だと信じました。

現在は

娘は本当に前を向く力が強いと思います。専門学校を辞めたことはとても悔しい出来事でしたが、笑っています。できるだけ笑っています。私もできるだけ笑います。一日一日を大切にゆっくりと過ごしています。

記憶は現在は少しずつ戻り、家族も認識出来るようになりました。しかし私は治ったとは思えません。きっとまた同じように大きな発作が起きて記憶障害になるかもしれません。だから手放しで良かったとは言えなくなりました。何とか治してやりたくて必死でしたが、治すのはもしかしたら無理なのかとも考えてしまいます。それならせめて、なるべく症状を軽減させながら過ごさせてやりたいと思います。

子宮頸がんワクチンの副作用は、良くなったり悪くなったりを繰り返します。なかなか周囲の人に理解してもらうのは難しいのだろうと考えます。発作が起きていないときは、見た目は全く普通だからです。

でも何とか多くの方々の理解を得て社会の一員として過ごして行けるように裁判へ参加することを決めました。この先とても長い道のりになるかもしれませんが、子どもたちが過ごしやすい環境を作るためにしっかりと闘います。

子宮頸がんワクチンを接種してから五年。たくさんの方に助けてもらい、今があることを心から感謝しています。

とても大切に育てた私の娘、そして同じ様に薬害に遭い苦しんでいる子どもたちのために、決して諦めずに頑張ります。

主要参考文献

序章で示した基本文献一〇冊は、刊行年月順、各章別は、登場順、その他の参考文献は、五〇音順です。基本文献については、第三以降の各章で随時参考にしています。

■序章で示した基本文献一〇冊

＊単行本

母里啓子『もうワクチンはやめなさい――予防接種を打つ前に知っておきたい33の真実』双葉社、二〇一四年十月。

船瀬俊介『ワクチンの罠』イーストプレス、二〇一四年三月。

斎藤貴男『子宮頸がんワクチン事件』集英社インターナショナル、二〇一五年四月。

鳥集徹『新薬の罠――子宮頸がん、認知症…10兆円の闇』文藝春秋、二〇一五年五月。

黒川祥子『子宮頸がんワクチン、副反応と闘う少女とその母たち』集英社、二〇一五年六月。

＊ブックレット

ワクチントーク全国編『必要ですか？ 子宮頸がんワクチン』特定非営利活動法人日本消費者連盟、二〇一〇年十一月、増補改訂版 二〇一一年三月。

安田美絵著、佐藤荘太郎監修『こんなにあぶない子宮頸がんワクチン――少女たちの体を守るために』合同出版、二〇一三年七月。

月刊日本編集部編『安倍総理！子宮頸がんワクチンをやめてください』K&Kプレス、二〇一三年十一月。

桜多吾作著（構成／漫画）、真弓定夫監修『子宮頸がんワクチンはも～いらない！』美健ガイド社、二〇一四年八月。

はたともこ『子宮頸がんワクチンは必要ありません』旬報社、二〇一六年三月。

■第三章

近藤誠『健康診断は受けてはいけない』文春新書、二〇一七年一月。

浜六郎「HPVワクチンは危険――中止を」『薬のチェックは命のチェック』五一号、二〇一三年。

浜六郎「HPVワクチンは中止を」『薬のチェックは命のチェック』五二号、「特集 ワクチン Part 1 HPV」、二〇一三年。

浜六郎「アジュバントの正体とHPVワクチンを徹底解剖する」『薬のチェックは命のチェック』五三号、「特集 ワクチン Part 2」、二〇一四年。

浜六郎「HPVワクチンの作用と害反応について」『性の健康』一四巻一号「HPV・子宮頸がん特集」、二〇一五年。

浜六郎・坂口啓子「HPVワクチンの害に関する国際シンポジウム」『薬のチェックは命のチェック』五四号、二〇一四年。

多田富雄『免疫の意味論』青土社、一九九三年。

横田俊平・黒岩義之・中村郁朗・中島利博・西岡久寿樹「ヒト・パピローマウィルス・ワクチン関連神経免疫異常症候群の臨床的総括と病理の考察」『日本医事新報』四七五八号、二〇一五年。

Helman, C. G. *Culture Health and Illness*（Fourth Edition）, Butterworth-Heinemann. 2000. pp. 225-226.

■第四章

村中璃子「研究者たちはいったい何に駆られたのか――子宮頸がんワクチン薬害研究班、崩れる根拠、暴かれる捏造」『Wedge』二〇一六年七月号。

村中璃子「薬害でっちあげ――あまりに非科学的な子宮頸がんワクチン阻止運動」『新潮45』二〇一六年十二月号
村中璃子「続・薬害でっちあげ――証明されない子宮頸がんワクチンとの因果関係」『新潮45』二〇一七年一月号)

野中大樹「子宮頸がん予防ワクチンの〝主役〟はロビイストとPR会社か」『週刊金曜日』九六二号、二〇一三年十月四日。

太田美智子「WHO(世界保健機関)、あなたまで!」「縁(えにし)を結ぶ会」編集冊子『14　第三部　大研究・利益相反と癒着の構造』二〇一四年。

太田美智子「子宮頸がん予防ワクチン、推進するWHOの影にゲイツ財団と製薬会社」『週刊金曜日』一〇〇一号。二〇一四年七月二十五日.

「子宮頸がんワクチン　松あきら夫と製薬会社の蜜月」『週刊文春』二〇一三年六月二十七日号。

「非接種でも『副作用』――厚労省　子宮頸がんワクチン調査」『北海道新聞』二〇一六年十二月二十七日。

「HPVワクチン被害と『病者除外バイアス』」『薬のチェック』六五号、医薬ビジランスセンター刊、二〇一六年五月。

「健康特集　子宮頸がん　早期発見を」『北海道新聞』二〇一五年九月二日。

薗部友良(インタビュー)「子宮頸がん予防ワクチン――不安の声にこたえて」『新婦人しんぶん』二九八三号、

二〇一三年四月十八日。

岡部信彦（インタビュー）「子宮頸がん予防ワクチン――『勧奨見合わせ』を決めたのは」『新婦人しんぶん』二九九四号、二〇一三年七月十一日。

月刊日本編集部「子宮頸がんワクチン――悪のトライアングル」『月刊日本』二〇一七年一月号。

CSIS（CENTER FOR STRATEGIC & INTERNATIONAL STUDIES）, A Report of the CSIS Global Health Policy Center. =「日本におけるＨＰＶワクチン接種状況　問題と選択肢」二〇一四年五月。

アンディ・リーズ著、白井和宏訳『遺伝子組み換え食品の真実』白水社、二〇一三年。

白井聡『永続敗戦論――戦後日本の核心』太田出版、二〇一三年⇒講談社α文庫、二〇一六年。

白井聡・笠井潔『日本劣化論』ちくま新書、二〇一四年。

孫崎享『戦後史の正体――一九四五-二〇一二』創元社、二〇一二年。

浜六郎「『虫歯予防にフッ素』はなぜ危険か」井上芳保編『健康不安と過剰医療の時代』長崎出版、二〇一二年。

■第五章

「あなたも感染しているかも？　知らないとがんになるＨＰＶの新真実一〇」『週刊女性自身』二〇一六年十一月二十二日号。

「子宮頸がんワクチンは誰を幸せにしたのか」『週刊女性セブン』二〇一六年四月十四日号。

「短期集中連載（一）積極勧奨の中止から三年　現在も続く全身の痛み、脱力――普通の女の子の毎日を返してほしい」『週刊女性』二〇一六年八月九日号。

「短期集中連載（二）娘にワクチンを接種させたことで苦悩する母たち」『週刊女性』二〇一六年八月十六日号。

寺岡章雄・片平冽彦「HPVワクチンの安全性――国際査読誌が動物試験論文を掲載後に不正撤去」『日本の科学者』二〇一七年一月号。

「子宮頸がんワクチン――薬害『捏造』で若い女性が殺されていく」『選択』二〇一五年六月号。

「HPVワクチンは『非科学』の領分――エビデンスは情緒を超えられるのか」『医薬経済』二〇一四年十一月一日。

村中璃子「子宮頸がんワクチン『被害』からの解放」『Wedge』二〇一六年四月号。

岩田健太郎『予防接種は「効く」のか?――ワクチン嫌いを考える』光文社新書、二〇一〇年。

岩田健太郎『ワクチンは怖くない』光文社新書、二〇一七年。

近藤誠『これでもがん治療は続けますか』文藝春秋、二〇一四年。

村岡潔「予防医学の最高段階としての『先制医療』」森下直貴編『生命と科学技術の倫理学――デジタル時代の身体・脳・心・社会』丸善出版、二〇一六年。

岡部信彦（インタビュー）「そこが聞きたい　子宮頸がん予防ワクチン――不安なら接種無理せず」『毎日新聞』二〇一三年七月二十四日。

「老化はワクチンで防ぐ」『週刊ポスト』二〇一七年二月三日号。

「夢の高血圧ワクチン」『週刊ポスト』二〇一七年二月十日号。

内田義彦『学問への散策』岩波書店、一九七四年。

坂口啓子「薬害って、どういうもの」NPOJIP編『くすりの害にあうということ』二〇一四年。

■第六章

子宮委員長はる『願いはすべて、子宮が叶える』河出書房新社、二〇一六年。

山谷えり子「中学生への子宮頸がんワクチンで『性交奨励』の懸念」『正論』二〇一三年六月号。

佐伯千代美「中学校の保健室で感じること」『おそい・はやい・ひくい・たかい』六二号、「特集　みんなで中高生にすすめているけれど……『子宮頸がんワクチン』は必要ですか？」ジャパンマシニスト社、二〇一一年七月。

名取春彦・上杉正幸『タバコ有害論に異議あり！』洋泉社新書、二〇〇八年。

近藤誠「がん検診百害あって一利なし」『文藝春秋』二〇一六年五月号。

■終章

手塚洋輔『戦後行政の構造とディレンマ』藤原書店、二〇一〇年。

古井由吉『白暗淵』講談社、二〇〇七年⇓講談社文芸文庫、二〇一六年。

「卓上四季」『北海道新聞』二〇一三年十月二十五日。

星新一『ひとにぎりの未来』新潮文庫、一九八〇年。

間瀬元朗原作『イキガミ』全一〇巻　小学館、二〇一二年。

益田昭吾『病原体から見た人間』ちくま新書、二〇〇七年。

■その他、参考にした文献

青野典子「一四歳の娘に受けさせようか迷ったとき」（『おそい・はやい・ひくい・たかい』六二号、ジャパンマシニスト社、二〇一一年七月。

青野典子「一兆円のワクチン産業」『おそい・はやい・ひくい・たかい』六二号、二〇一一年七月。

内海聡『薬が人を殺している』竹書房新書、二〇一五年。

エンジェル、マーサ著、栗原千絵子・斉尾武郎訳『ビッグ・ファーマ――製薬会社の真実』篠原出版新社、二〇〇五年。

隈本邦彦「HPVワクチンの積極的勧奨中止以降の動き」『薬のチェック』五三号、「特集 ワクチン Part 2」医薬ビジランスセンター、二〇一四年。

栗原千絵子「商人としての科学者――グローバル化する製薬市場と業績評価の罠」『現代思想』二〇一四年八月号「特集 科学者――科学技術のポリティカルエコノミー」青土社。

月刊日本編集部「安倍総理！ 子宮頸がんワクチンをやめてください」『月刊日本』二〇一四年三月号。

月刊日本編集部「子宮頸がんワクチンを中止させなさい」『月刊日本』二〇一四年八月号。

ゴールドエイカー、ベン著、忠平美幸・増子久美訳『悪の製薬』青土社、二〇一五年。

斎藤貴男「子宮頸がんワクチン問題の現在」『kotoba』二〇一五年春号、集英社。

佐藤荘太郎「子宮頸がんワクチンは即刻やめろ」『新潮45』二〇一三年十月号。

谷田憲俊「混合ワクチンとは?」『薬のチェック』五四号、「特集 ワクチン Part 3」二〇一四年。

津田敏秀著『医学者は公害事件で何をしてきたのか』岩波現代文庫、二〇一四年。

西岡久寿樹「日本から世界に情報発信すべきだ――子宮頸がん予防ワクチン定期接種化まもなく二年」『週刊金曜日』二〇一五年一月二十三日号。

野口晴哉『風邪の効用』ちくま文庫、二〇〇三年。

浜六郎「ヒブ・肺炎球菌ワクチンの接種再開は時期尚早」『薬のチェック』四三号、「特集 ヒブ・肺炎球菌ワクチン」二〇一一年。

吉原賢二『私憤から公憤へ――社会問題としてのワクチン禍』岩波新書、一九七五年。

ワクチントーク全国編『改訂新版 新・予防接種へ行く前に』ジャパンマシニスト社、二〇一五年。

11月12日	患者の権利オンブズマン秋期研修会　打出喜義医師による講演「子宮頸がんワクチン――その有効性と必要性への疑問」開催。
11月24日	厚労省「池田氏の不適切な発表により、国民に対して誤解を招く事態になったことについての池田氏の社会的責任は大きく、たいへん遺憾に思っております」との異例の声明を出す。
12月	『新潮45』誌の2016年12月号に村中璃子による「薬害でっちあげ――あまりに非科学的な子宮頸がんワクチン阻止運動」、2017年1月号にも続編掲載。
12月26日	厚生労働省研究班代表の祖父江友孝（大阪大学教授）がワクチン非接種者にも接種者の「副作用」と似た症状が出ていると発表。翌日各紙が報道（本書第4章2節参照）。
2017年1月	『日本の科学者』誌1月号に寺岡章雄・片平洌彦「HPVワクチンの安全性――国際査読誌が動物試験論文を掲載後に不正撤去」論文 掲載。
1月	『月刊日本』1月号「子宮頸がんワクチン――悪のトライアングル」特集。
1月	岩田健太郎『ワクチンは怖くない』（光文社新書）刊行。
2月5日	『現代の理論』誌11号（デジタル版）「論壇」欄に井上芳保「接種の積極勧奨を再開させてはならない――子宮頸がんワクチン接種被害事件をめぐって」掲載。
4月10日	厚労省専門家検討会は、研究班（祖父江班）がまとめた疫学調査結果などを議論し接種勧奨を再開するか否か結論を出さず。

12月25日	WHOのGACVSから「HPVワクチンの使用の推奨を変更しなければならないような、いかなる安全上の懸念も見出されていない」とコメント。日本の接種勧奨の中止を「乏しい根拠に基づいた政策決定」と名指しで非難。
2016年1月28日	NHK「クローズアップ現代」が「混乱続く子宮頸がんワクチン」放映。酒井七海さんが登場。酒井さんが被害者に含まれていない問題を取り上げるも、アメリカは過去のワクチンの副反応にきちんと対処しているという内容が約半分。
2月	HPVワクチンの毒性に関する動物実験結果を記したShoenfeldらの論文を、国際査読誌『VACCINE』が、査読を経て一旦はオンライン上に掲載しながら、その後、著者らに無断で撤去（撤回）する事件発生。
3月	はたともこ『子宮頸がんワクチンは必要ありません』（旬報社）刊行。
3月16日	厚生労働省研究班代表の池田修一（信州大学教授）が班の研究成果を発表。「HPVワクチン接種後に脳機能障害が起きた少女のうち約8割の免疫システムに関する遺伝子が同じ型であり、ワクチン接種後に免疫機構が異常をきたした可能性が高い」との見解。この後、池田バッシングが始まる（本書第4章2節参照）。
5月	医薬ビジランスセンター（代表　浜六郎）発行の『薬のチェック』誌65号掲載の「HPVワクチン被害と『病者除外バイアス』」記事が名古屋市の調査集計方法の問題点を指摘（本書第4章2節参照）。
7月27日	全国の被害者63名が国と製薬会社を相手取り、東京、大阪、名古屋、福岡の各地裁で集団訴訟を開始（本書第2章末尾の新聞記事写真参照）。
10月14日	被害者の酒井七海さん、東京大学教養学部川人博ゼミで講演（本書第2章1節）。

3月31日	HPV-JAPANが「私達は、子宮頸がん（HPV）ワクチンの正しい理解を求め、その接種を推奨します。女性と子供、そして家族と国を守るために」と題する声明発表。多数の産婦人科医が連名で署名。
4月5日	ワクチントーク全国集会「どうする？ 予防接種〜いま子宮頸がんワクチン被害者に学ぶ」開催（日本教育会館）。
4月	斎藤貴男『子宮頸がんワクチン事件』（集英社インターナショナル）刊行。
5月	鳥集徹『新薬の罠――子宮頸がん、認知症…10兆円の闇』（文藝春秋）刊行。
5月25日	埼玉県富士見市が支援開始。
6月	黒川祥子『子宮頸がんワクチン、副反応と闘う少女とその母たち』（集英社）刊行。
6月	『性の健康』vol.14 No.1〔公益財団法人「性の健康医学財団」（代表　北村唯一）発行〕が「HPV　あなたはワクチン推進派？ 慎重派？」をテーマに特集を組んで刊行。推進派医師3人の論文と浜六郎「HPVワクチンの作用と害について」論文を掲載（本書第3章3節参照）。
7月3日	メルク社が、日本政府に9価HPVワクチンを承認申請（本書第5章1節参照）。
9月2日	北海道新聞「子宮頸がん　早期発見を」特集、見開き二頁使用。「ワクチン副反応原因未解明　利益とリスク見極めて」との見出しで接種へと誘導する内容（本書第4章3節参照）。
11月23日	薬害オンブズパーソン、全国子宮頸がんワクチン被害者連絡会等が主催のシンポジウム「『子宮頸がんワクチン』問題を考える――海外からの報告を踏まえて」開催。西岡寿久樹医師、横田俊平医師、デンマークから来日のLouise Brinth医師らが基調講演（東京大学鉄門記念講堂）。
12月	名古屋市子宮頸がん予防接種調査（未接種者も含めて約7万人に実施）の集計結果を発表。

3月	WHOのGACVSが「HPVワクチンの安全性に関する声明」を出す。これに対して薬害オンブズパースン会議が「WHO・GACVSのHPVワクチンに関する声明に対する反論」を出す。
5月	米国シンクタンク国際戦略研究所（CSIS）「日本におけるHPVワクチン接種状況　問題と選択肢」で日本の接種勧奨の中断を批判。
5月	全国子宮頸がんワクチン被害者連絡会、薬害対策弁護士連絡会、薬害オンブズパースン会議が『HPVワクチン（子宮頸がんワクチン）副反応被害報告集』刊行。
6月	日本線維筋痛症学会が接種被害者に出ている脳障害など重篤な症状を「HANS症候群」と命名。
6、7月	薬害オンブズパーソン会議と全国子宮頸がん被害者連絡会が、子宮頸がん征圧をめざす専門家会議に公開質問状を送付。
7月	子宮頸がん予防ＨＰＶワクチン接種再開の要望、日本産科婦人科学会、日本産婦人科医会、日本婦人科腫瘍学会、子宮頸がん征圧をめざす専門家会議の連名。
11月23日	苫小牧市内で、道内在住の被害者の母二名（佐藤美也子さん、金澤千世さん）の講演会開催（本書第1章）。
12月10日	日本医師会と日本医学会の合同シンポジウム「子宮頸がんワクチンについて考える」開催（日本医師会大講堂）。推進派と反対派が論戦（斎藤貴男『子宮頸がんワクチン事件』が冒頭で様子を紹介）。
2015年1月12日	TBSテレビ「NEWS23」がデンマークの被害者の様子を放映。
1月	北海道美唄市、恵庭市がワクチン接種後の症状に対する医療支援開始。
2月14日	全国被害者連絡会名古屋支部の申し入れにより、名古屋市が調査の実施を表明。

6月20日	『週刊文春』誌6月27日号、松あきら議員の夫とGSK社との強いつながりを暴く記事掲載（本書第4章1節参照）。
6月	WHOのGACVS（ワクチンの安全性に関する諮問委員会）から「HPVワクチンが接種された国においてこれまでに懸案すべき事項は報告されていない」とコメントが出される。
8月	朝日新聞主催「ワクチン・ギャップを考える」開催（日本がワクチン後進国であることをアピールする内容）。
9月26日	厚労省が子宮頸がん予防ワクチン副反応の治療体制を整えた全国11病院を公表。
11月	全国市議会議長会が、HPVワクチン接種被害の実態について徹底した追跡調査と公表を、と国に要望。
11月	『月刊日本』のブックレット『安倍総理！子宮頸がんワクチンをやめてください』刊行。
2014年1月26日	厚労省厚生科学審議会予防接種・ワクチン分科会副反応検討部会「針を刺した疼痛や不安が惹起した心身の痛みであり、ワクチンの成分が原因ではない」と表明。
2月25日	子宮頸がんワクチンの重篤副反応に関し警鐘を鳴らす医学者・研究者のグループ（会長は、堺春美・前東海大学医学部教授）が「HPVワクチンの害について」をテーマとする国際シンポジウム開催（東海大学交友会館）。約150人参加。
2月26日	厚労省主催の「HPVワクチンに関する意見交換会」開催。ガーダシルに混入しているDNA断片が脳に悪影響を与えると主張するアメリカのシン・ハン・リー医師らを招く。しかし、厚労省官僚が事前から画策して議論の方向性と締め括り方が操作されていた（本書第4章3節参照）。

10月6日	厚生科学審議会感染症分科会予防接種部会「Hib、小児用肺炎球菌、HPVについては、定期接種化をすすめるべき」との意見書を提出。
11月26日	公費助成（子宮頸がん等ワクチン接種緊急促進事業）実施。
2011年3月11日～	仁科亜季子・仁美母娘による「子宮頸がん検診」を勧めるテレビCM「大切なあなたへ」が繰り返し流される。
7月1日	日本政府がガーダシルを承認。
7月	杉並区「中学入学お祝いワクチン」を無料で提供開始。
11月	杉並区でHPVワクチンを接種した14歳中学生に重篤な被害が現れる。
2013年3月	杉並区議会で被害者に独自の補償方針打ち出す。
3月25日	全国子宮頸がんワクチン被害者連絡会設立。
3月28日	福島みずほ、はたともこ参議院議員がHPVワクチン接種に警鐘鳴らす国会質問（本書第4章1節参照）。
3月29日	予防接種法の一部を改正する法律案が賛成多数で可決・成立。
4月1日	改正予防接種法施行。定期接種が始まる。
5月10日	全国子宮頸がんワクチン被害者連絡会が文科大臣に対し、ワクチン接種副反応により義務教育を受けられないでいる生徒の状況についての調査要請書を提出。
6月6日	神奈川県大和市が子宮頸がんワクチン接種一時中止を求める請願を可決。
6月14日	厚労省がHPVワクチン接種の積極的勧奨の中断を決定。「副反応の発生頻度等がより明らかになり、国民に適切な情報提供ができるまでの間、定期接種を積極的に勧奨すべきではない」とする（本書第5章3節参照）。

関連年表　「子宮頸がんワクチン接種被害事件」に関する主な出来事

1983年	ハラルド・ツアハウゼン博士（ドイツ）が子宮頸がん細胞の中からヒトパピローマウィルス（HPV）のDNAを発見。
2006年	グラクソ・スミスクライン（GSK）社、メルク社がHPVワクチンを製品化。
2007年9月26日	GSK社が日本政府にサーバリックス承認申請。
2008年11月	「子宮頸がん征圧をめざす専門家会議」設立。ツアハウゼン博士がノーベル生理学・医学賞を受賞。
12月	自民・公明両党が「ワクチン予防議連」発足（会長は、坂口力衆議院議員）。
2009年4月	WHO（世界保健機関）がHPVワクチンを各国に推奨。
6月23日	松あきら参議院議員が「子宮頸がんワクチン」を推奨する国会質問を行う。この後も執拗に同趣旨の質問を重ねる。
10月16日	日本政府がサーバリックスを承認。
2010年2月	「ワクチン政策に関する議員連盟」設立。
3月	「子宮頸がん予防ワクチン接種の公費助成推進実行委員会」設立（共同代表は、土屋了介（前国立がん予防センター中央病院院長）と女優の仁科亜季子）。
7月22日	メルク社が日本政府にガーダシルを承認申請。
8月	GSK社が子宮頸がん啓発キャンペーン「Mirai Happy Project」をスタートさせる。
2010年9月1日	日本消費者連盟・ワクチントーク全国が厚労大臣にワクチンの公費助成に反対する申し入れを提出。⇒この後、11月にブックレット『必要ですか？子宮頸がんワクチン』出版（2012年に増補改訂版）。

あとがき

スポーツに打ち込んでいる女子学生たちは、身体を動かすのが楽しくてしようがない感じです。見ているると、休み時間に友達同士でハグしたり、じゃれあったりしています。座学の講義中も何かにつけて身体がよく動きます。こちらが何か言うとすぐさま身体で反応してくるのです。

たとえば、四つの「私」を説明する「ジョハリの窓」のモデルの説明をしたときのこと。「自分も他人も知る私」以外に「自分だけ知る秘密の私」「他人だけ知る気づかない私」「自分も他人も知らない謎の私」の三つがあるのですが、「気づかない私」について「いま自分の着ている服の背中に乾いたご飯粒が貼りついていて後ろの人にはよく見えているのに自分では気づいてなかったら恥ずかしいなあ」と私が言うと、教室のあちらこちらで背中に手を回してごそごそとやる子がいたり、友達同士で背中の見てもらい合いを始めたりするのでした。

二年間にわたってHPVワクチン接種被害にかかわる取材を首都圏で進めつつ、二〇歳前後の、生きているのが楽しくてしようがない感じの女子学生たちを相手に講義をするという日々を重ねてみて、接種の重篤な副反応で苦しんでいる彼女たちはこの女子学生たちと同じ年齢なのだなあと思うことがしばしばでした。被害者の彼女たちは、ワクチンを打つまでは健康そのものだったのに、ワクチンのために二度とない青春の時間を奪われてしまったのです。どんなに悔しいことかと思います。

「頭の中で爆弾が破裂している感じ」や「内臓が飛び出してきそうなくらいの吐き気」に耐えながらの日常生活。学校にも行けない。友達にも会えなくなる。本人もご家族もどんなにつらく、たいへんなことかと改めて思います。一刻も早く回復して元の生活が送れるようにと祈るばかりです。国と製薬会社は早く責任を認め、被害者たちに謝罪をすべきでしょう。

「犠牲になる少女たち」というタイトルから全く別の内容を連想した方もあるいはいらしたかもしれません。実際に同タイトルで全く別の本も書けると感じています。たとえば、沖縄で一九九五年に米軍兵によって女子小学生に対してなされた痛ましい集団レイプ事件。あの折には八万五千人もの県民が集まって大抗議集会が開催されました。敗戦後の対米従属構造の中で、面積ではわずか〇・六％の沖縄が日本の全米軍基地の約四分の三を引き受けているのです。さまざまな問題への沖縄の人たちの怒りが表現された集会でした。米軍関係者によって女性が犠牲になる事件はその後も続いています。二〇一六年四月に起き、五月に発覚した米軍属者による二〇歳女性の殺害事件はまだ記憶に新しいかと思います。憲法九条二項と沖縄の軍事基地化が、敗戦後の対米従属構造の中で実はセットであること、などをその場合には掘り下げて論じなければならないでしょう。

掘り下げて考えていけば、敗戦後の対米従属構造との絡みで検討していかねばならない点では、HPVワクチンによる少女たちの犠牲も同様だと言えます。見てきたように厚労省内の接種の積極的勧奨再開をめざす動きは、アメリカのシンクタンクの意向に従ったものです。従来のいわゆるリベラルな勢力とされる大メディアが「がん予防キャンペーン」を医薬産業と歩調を合わせて推進してきた状況を反省的に捉え返すことなしに、この問題と十分に向き合い切れません。「医療」を前にして思考停止状態になってしまう態度でいては、グローバル化の波に呑み込まれてしまいます。

ＨＰＶワクチンの問題を考えるとき、我々は現代日本という時代の構造的な病理と真っ向から向き合わざるを得ないのです。対米従属構造の犠牲という問題は、何も少女たちだけではないし、また何も沖縄だけでもありません。この点もよく認識されねばならないでしょう。重篤な副反応に苦しむ少女たちに端的な形で被害が現れている過剰医療の弊害という問題は、じつは私たち全員の問題ですし、沖縄で端的な形で現れている対米従属構造の弊害は、じつは全土的な問題に他ならないと言えます。

「わるいやつら」という概念はやや刺激的だったでしょうか。悪徳病院長とその周囲の悪事を描いた松本清張さんの同名小説にヒントを得てのものです。同作品が書かれた一九六〇年当時と比べると今は医療を取り巻く環境が激変しています。すなわち、巨大製薬資本（メガファーマ）による支配が今や途轍もない規模と化し、個々の医師がそのシステムから自由に生きることの困難さは当時とは比較しようがない程と言えましょう。医師たちが製薬会社のセールスマンとならざるを得なくなる構造があり、医師たち全般の「わるいやつら」化が進んでいるのです。

「少女」という概念の使用にある種の違和感を覚えた方もいらっしゃるかもしれません。このワクチンが定期接種化されたときに対象とされたのは一二歳から一六歳までの世代の女性たちですが、その年齢層の女性たちを通常の日本語では「少女」と呼んでいるのでそれに従ったまでのことです。しかしながら、周知のように「少女」は、歴史的にみてある時期から構築された概念で、すなわち、男性中心の生産性を社会全体の規範とし、女性を主要な生産の場から疎外した近代という時代の産物に他なりません。ですから本当は要注意の概念なのだろうと思います。そこには思春期の女性たちに対して注がれる男性の一方的なまなざしの再検討という課題も残っています。その意味では、このたびのHPVワクチンによる薬害事件は、二〇一四年六月に都議会で塩村文夏《あやか》議員に対して、男性議員が女性を蔑視するヤジを飛ばして問題となった事件、二〇一五年三月に中川郁子議員が妻子のある男性議員と路上でキスをしていたことでやや過剰なまでのバッシングにあった事件などに象徴される、日本社会の家父長制的な支配と女性差別の問題ともどこかで通じているのです。

以上に並べたような多くの課題が、本書をまとめた後にさらに残されています。書き切れなかったことも少なくありません。それらとは引き続き取り組んでいかねばと思います。

＊　＊

本書の刊行にあたっては、たいへん多くの方々のお世話になっています。下記に記して深く感謝の意を表させていただきます。第一章で苫小牧での講演録を使わせていただき、付記も書いて下さった、佐藤美也子さん、金澤千世さん、その講演会を主催した苫小牧市議の桜井忠さん、最初に佐藤さんを私に紹介して下さり、全国子宮頸がんワクチン被害者連絡会事務局長として被害者の支援に全力を注いでおられる日野市議の池田利恵さん、お話を聞かせていただいた同代表の松藤美香さん、同埼玉県支部代表の平原明美さん、同副代表の酒井智子さん、同神奈川県支部代表の山田真美子さん。第二章では、講演録を使わせて下さった酒井七海さん、それを企画した東京大学非常勤講師で弁護士の川人博さん、アンケートに協力してくれた日本女子体育大学の学生の皆さん、その集計作業をボランティア精神で担当して下さった江戸川大学教授の隈本邦彦さんとそのゼミ生の皆さん。医学的観点の記述が多かった第三章では、医師の打出喜義さん、浜六郎さん、母里啓子さん、村岡潔さん。打出さんを紹介して下さった金沢大学特任教授で医療倫理や自然治癒力思想にお詳しい細見博志さん。第四章では、このワクチンの接種被害の問題と精力的に取り組んでおられる『月刊日本』編集部の杉原悠人さんと中島祥江さん。薬害と長く取り組んでこられ、『日本の科学者』二〇一七年一月号に論文をお書きになり、貴重な資料を提供して下さっている臨床・社会薬学研究所所長の片平洌彦さん。

このほかにも関係者とコンタクトをとるにあたって多々便宜をはかって下さった国際医療福祉大学教授の大熊由紀子さん。ワクチントークの集会後の飲み会でお話を聞かせていただいた内科医の佐藤荘太郎さん、小児科医の山田真さん、コンシューマネットワーク代表でワクチントークでも活躍しておられる古賀真子さん、全国薬害被害者団体連絡協議会で息子さんが被害当事者であられる栗原敦さん。勤務されている保育園で小さなお子さんたちの相手をしながらお話を伺ったワクチントークの青野典子さん。二〇一七年二月刊行の第一一号「論壇」欄に原稿を書く機会を与えて下さった『現代の理論』の編集部の皆さん、このワクチンの危うさについて早くから取り上げ告発していた『世界日報』販売局長の小林久人さん。ファクトシートの提供など資料面でご協力下さった元参議院議員のはたともこさん。古井由吉作品を取り上げる研究会で多々ご教示いただいている武田秀夫さん。

特に医師の浜六郎さん、村岡潔さんには、多くの貴重な資料とコメントを頂戴しましたし、第三章の多くの箇所について原稿をみていただきました。指摘を受けて気づいた問題も多々ありました。深く感謝申し上げます。ただし最終的な文責は私にあります。

編集段階では、現代書館の小林律子さん、山田亜紀子さんにたいへんお世話になりました。細部の「気づかない私」にかかわる諸問題がお二人の指摘で随分と改善されています。深く感謝致します。

＊　＊

なお、私事にわたりますが、本書の出版企画が決まってから刊行までの二年間に私にとって大切なお二人が他界するという出来事がありました。

お一人は、大学時代の恩師の濱嶋朗先生です。生前の先生には社会学に限らず、多くの大切なことを教えていただきました。昨年九月に九〇歳で逝去されましたが、昨春まで時々お会いしていました。晩年まで研究者（Forscher）として生きておられました。物事の本質を見抜く眼力は相変らずであり、私が過剰医療というテーマと取り組み始めてからも、「批判精神を失ってはいけない」と励まして下さいました。本書の刊行を心待ちにしておられたはずです。

もう一人は、人生の一時期にパートナーだった古村えり子さんです。六二歳での突然の死でした。古村さんとは子育てを共にし、日本社会学会、北海道社会学会で保育室設置を要求する運動を生活上の必要から一緒に進めました。研究者としても刺激を与えあっていました。『「心の貧しさ」を考える』『同増補改訂版』という本を一緒に書いたことをはじめ、たくさんの懐かしい思い出があります。すれ違いが重なってしまって別れてからも、私の三年計画の過剰医療にかかわる科研費研究があたったときは、喜んでくれました。本書の刊行をあの世で祝ってくれているのではと思います。

ご冥福をお祈りいたします。本書を特にこのお二人に捧げたいと思います。

二〇一七年五月七日　　著者

井上芳保（いのうえ・よしやす）

一九五六年北海道生まれ。

苫小牧東高校を経て、東京学芸大学教育学部卒業、同大学院教育学研究科修士課程修了。札幌学院大学社会情報学部教授（一九九八年四月〜二〇一二年三月）、北海道教育大学・筑波大学・釧路公立大学・日本女子体育大学などの非常勤講師、北海道社会学会理事、日本社会学会研究活動委員などを歴任。現在、日本社会臨床学会運営委員。社会学者。

単著に『つくられる病——過剰医療社会と「正常病」』（ちくま新書）など。編著に『「心のケア」を再考する』（現代書館）、『セックスという迷路——セクシュアリティ文化の社会学』『健康不安と過剰医療の時代——医療化社会の正体を問う』（共に長崎出版）など。共著に『社会学ベーシックス第二巻　社会の構造と変動』（井上俊・伊藤公雄編、世界思想社）、『カウンセリング・幻想と現実　上巻』（日本社会臨床学会編、現代書館）など。

犠牲《ぎせい》になる少女《しょうじょ》たち
——子宮頸《しきゅうけい》がんワクチン接種被害《せっしゅひがい》の闇《やみ》を追《お》う

二〇一七年五月三十一日　第一版第一刷発行

著　者　井上芳保
発行者　菊地泰博
発行所　株式会社現代書館
東京都千代田区飯田橋三-二-五
郵便番号　102-0072
電　話　03（3221）1321
FAX　03（3262）5906
振　替　00120-3-83725
組　版　具羅夢
印刷所　平河工業社（本文）
東光印刷所（カバー）
製本所　積信堂
装　幀　渡辺将史

校正協力・渡邉潤子／トレース・曽根田栄夫

 ISBN978-4-7684-5806-8
定価はカバーに表示してあります。乱丁・落丁本はおとりかえいたします。
http://www.gendaishokan.co.jp/

活字で利用できない方のための
テキストデータ請求券
『犠牲になる少女たち』

現代書館

井上芳保 編著
「心のケア」を再考する

カウンセリングブームに胡散臭さを感じながらも、「心のケア」一般にはひかれるものを感じる人が多い。その関心の根幹は心理療法ではなく、信頼できる人間関係を求めていることだ。各分野の実践家と研究者の報告。山之内靖・花崎皋平・小沢牧子他。

3000円＋税

黒部信一 著
予防接種のえらび方と病気にならない育児法【新訂版】

病気は人間と環境の相互作用で発生するという「病原環境論」に基づく小児医療を実践。予防接種の問題点をワクチン別に検証し、体の免疫力を高めて病気を予防する子育て術を指南する。子ども特有の症状や対処方法も豊富に解説。定期接種化など最新情報を追加。

1400円＋税

日本社会臨床学会 編
シリーズ「社会臨床の視界」第1巻
「教育改革」と労働のいま

子ども・教師・若者から元気を奪う事態が、急速に進行している。その背景には経済のグローバリゼーションと国家主義の蔓延がある。これらの危うい現状を、教育政策、子どもの状況、若者労働の三つの角度から分析・提言。（編集担当 小沢牧子）

3000円＋税

日本社会臨床学会 編
シリーズ「社会臨床の視界」第2巻
精神科医療　治療・生活・社会

新自由主義が世界を席捲し、これまで「国家の保護下」にあった医療界にも様々な影響を及ぼしている。それらに対抗する試みや地道な実践を紹介・模索し、そこから見えてくる精神科医療の姿を捉えようと編まれた。（編集担当 三輪寿二）

3000円＋税

日本社会臨床学会 編
シリーズ「社会臨床の視界」第3巻
「新優生学」時代の生老病死

胎児診断、不妊治療、脳死・臓器移植、尊厳死、健康増進法、障害者自立支援法などを切り口に、現代社会が遭遇している生老病死の諸相と問題・課題を考える。古典的優生思想と、「新優生学」時代の諸問題を論述。（編集担当 篠原睦治）

3000円＋税

日本社会臨床学会 編
シリーズ「社会臨床の視界」第4巻
心理主義化する社会

「不健康・不健全」を見つけだそうとする眼差しが広がる中、精神医学的・心理学的対応を受ける人が増加している。この心理主義化の進展を検討する中で、心理的言説や技法の浸透がひきおこす問題を考えていく。（編集担当 中島浩籌）

3000円＋税

定価は二〇一七年五月一日現在のものです。